Michaela Glöckler

Was ist Anthroposophische Medizin?

Michaela Glöckler

Was ist Anthroposophische Medizin?

Wissenschaftliche Grundlagen
Therapeutische Möglichkeiten
Entwicklungsperspektiven

Verlag am Goetheanum

Hinweis und Haftungsausschluss

Die in diesem Werk aufgeführten Angaben wurden sorgfältig geprüft, dennoch können Autor und Verlag keine Gewähr für deren Richtigkeit übernehmen.
Eine Haftung des Autors bzw. Verlags und seiner Beauftragten für Personen-, Sach- und Vermögensschäden ist ausgeschlossen.

www.vamg.ch

Lektorat: Ute E. Fischer

Umschlaggestaltung von Wolfram Schildt, Berlin, und
Anna S. Fischer, Dornach

Satz: Höpcke, Hamburg
Druck und Bindung: Druckhaus Nomos, Sinzheim
ISBN 978-3-7235-1438-2

Inhaltsverzeichnis

Anhang

Vorwort

Gerne komme ich der Anfrage des Verlags am Goetheanum nach, über Anthroposophische Medizin zu informieren. Denn ich verdanke dieser Medizin nicht nur entscheidende Impulse für meine eigene berufliche Arbeit als Kinder- und Jugendärztin. Ich habe auch als Zeitzeugin die Geschichte dieser neuen, integrativmedizinischen Therapierichtung durch bald 50 Jahre mitverfolgen können.

Der individuelle Mensch mit seiner besonderen Geschichte steht im Mittelpunkt. Schulmedizinische Diagnostik und Therapie gehören ebenso in das Spektrum der eingesetzten Möglichkeiten wie die nach speziellen Verfahren hergestellten anthroposophischen Arzneimittel, die künstlerischen Therapien, Eurythmie-Therapie und Körperarbeit, Heilpädagogik, Biografiearbeit, Sozial- und Psychotherapie. Hinzu kommen Ernährungsberatung, Gesundheitsaufklärung und Prävention durch eine gesundheitsfördernde Erziehung.

Was mich jedoch besonders an dieser Medizin fasziniert, ist das soziale Engagement, das in ihr steckt und in der Forderung Rudolf Steiners nach einer «Demokratisierung des Gesundheitswesens» zum Ausdruck kommt.[1] Ärzte, Apotheker, Hersteller und Verbraucher sind gefragt, gemeinsam und in Partnerschaft mit den Patienten bzw. Vertretern der Zivilgesellschaft Mitverantwortung für die Gestaltung des Gesundheitswesens zu übernehmen und für die hierzu erforderliche Methodenvielfalt und Therapiefreiheit einzutreten.

So wird in dieser Schrift einerseits der Versuch unternommen, eine Übersicht über das Spektrum der Anthroposophischen Medizin zu geben – einschließlich ihrer wissenschaftlichen Grundlagen und praktischen Möglichkeiten. Zum anderen werden konkrete Therapie-Beispiele sowie praktische Tipps für äußere Anwendungen im Krankheitsfall zuhause angeführt. Hinweise auf weiterführende Literatur zu den verschiedenen Bereichen sowie eine Übersicht über informative Websites – auch der anthroposophischen Krankenhäuser, Dienstleistungen, Arzneimittelfirmen und Patientenorganisationen – runden die Darstellung ab.

Mein Dank gilt den vielen Menschen, denen ich beruflich begegnet bin und die mir durch ihre vertrauensvolle Gesprächsbereitschaft die Möglichkeit gaben, an der Entwicklung dieser neuen Therapierichtung mitzuarbeiten.

Dagmar Brauer, Medizinische Dokumentarin in der Medizinischen Sektion am Goetheanum, danke ich herzlichst für ihre Unterstützung und Mitarbeit, ohne die die Fertigstellung dieser Publikation nicht möglich gewesen wäre.

Michaela Glöckler
Ostern 2017
Medizinische Sektion am Goetheanum / Dornach, Schweiz

Was ist Anthroposophische Medizin?

Anthroposophische Medizin ist ein integratives Medizinsystem.[2] Anthroposophische Ärzte sind approbierte Allgemein- und Fachärzte aller Richtungen, die ihre naturwissenschaftliche Ausbildung und Praxis mit dem Studium der Anthroposophie verbinden.[3] In Krankenhäusern für Anthroposophische Medizin können so nicht nur die Kompetenzen der Schulmedizin, sondern auch die aus den Erkenntnissen der Anthroposophie hervorgehenden therapeutischen Möglichkeiten zum Einsatz kommen.[4]

Die holländische Gynäkologin und Allgemeinärztin Dr. med. Ita Wegman (1876–1943) hat gemeinsam mit Dr. phil. Rudolf Steiner (1861–1925), dem Begründer der Anthroposophie, diese neue Therapierichtung veranlagt.[5,6] 1921 eröffnete sie in Arlesheim/Schweiz eine erste Klinik. Weitere Kliniken entstanden in Deutschland, in der Schweiz, in Schweden und in Italien. Arztpra-

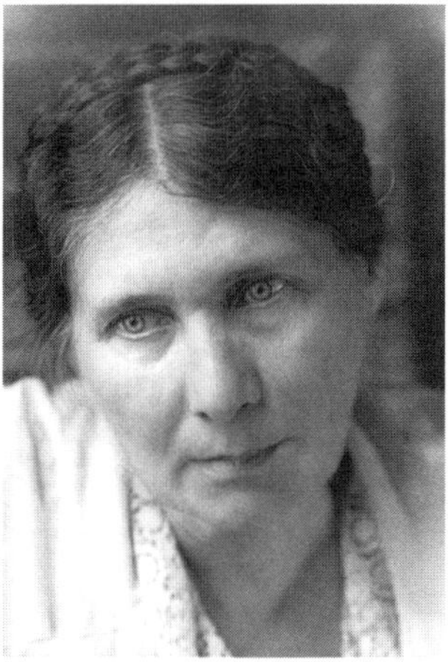

Ita Wegman (1876–1943)

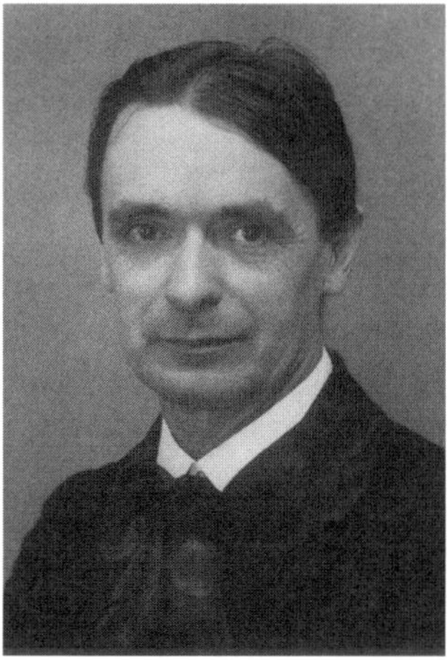

Rudolf Steiner (1861–1925)

xen und Therapieangebote gibt es inzwischen in über 90 Ländern und auf allen Kontinenten.

Diese Entwicklung verlief im 20. Jahrhundert parallel zum Auftreten von schon in vorchristlichen Jahrtausenden entwickelten Medizinsystemen aus Fernost – wie der traditionellen chinesischen Medizin mit Pulsdiagnostik und Akupunktur, Yogaformen und Entspannungstechniken, aber auch Verfahren aus der ayurvedischen Medizin Indiens und dem Buddhismus (Mindfulness-Techniken, Mind-Body-Verfahren), die heute weltweit präsent sind. Die Anthroposophische Medizin sowie die zuvor entstandene Homöopathie Samuel Hahnemanns (1755–1843) sind hingegen europäische Beiträge zu diesem globalen Bemühen, die Einseitigkeiten der an rein naturwissenschaftlichen Paradigmen orientierten Medizin zu kompensieren.

Wie arbeitet ein anthroposophischer Arzt?

Er setzt die Arzneimittel der Schulmedizin – z.B. fiebersenkende Antipyretika, entzündungshemmende Antiphlogistika, blutdrucksenkende Antihypertensiva, antiallergisch wirkende Antihistaminika oder die Substitution fehlender körpereigener Stoffe oder aber in die biochemischen Abläufe der Nervenreizleitungs-Systeme eingreifende Schlafmittel und Psychopharmaka – nur da ein, wo ein rascher symptomatisch wirkender Effekt gebraucht wird. Sofern dies nicht unbedingt nötig ist, prüft er sorgfältig, welche anderen regulativ-prozessorientierten Arzneimittel aus der anthroposophischen Pharmazie und der Homöopathie oder aus dem Bereich der äußeren Anwendungen sowie der Heileurythmie, künstlerischen Therapie und Körperarbeit eingesetzt werden können. Denn diese regen primär die Selbstheilungskräfte und Eigenaktivität des Organismus an.[7,8,9,10] Dadurch werden Widerstandsfähigkeit und Gesundungsprozesse direkt unterstützt. Wie sinnvoll eine solch prozessorientierte Therapie sein kann, möge das folgende Beispiel einer Grippe-Epidemie verdeutlichen. Wenn eine Grippe auftritt, so ist das Virus zwar Auslöser der Krankheitserscheinungen, nicht jedoch deren Ursache. Denn wäre das Virus die Ursache, so würden bei einer Epidemie nahezu alle erkranken, da die Viren überall virulent sind. Es erkrankt aber nur ein geringer Prozentsatz der Bevölkerung. Doch selbst, wenn jeder Zehnte erkranken würde, so bliebe dennoch die Frage bestehen, *warum neun von zehn nicht* erkranken. Die Antwort ist einfach: Wer ein stabiles Immunsystem hat, widerstandsfähig ist, kann sich schützen. Der Körper mobilisiert in aller Stille seine immunologische Krankheitsabwehr, sodass man die virale Invasion nicht recht bemerkt. Wer jedoch erkrankt, muss sich selbst fragen, weshalb bei ihm gerade hier und jetzt seine körpereigene Schutzfunktion versagt, sodass die Grippe mit mehr oder weniger schweren Krankheitserscheinungen auftritt. Die Ursache dafür ist nicht immer leicht zu finden. Im einfachsten Fall ist es eine Unterkühlung / Er*kältung*, ausgelöst durch mangelnde Bekleidung bei einem Kälteeinbruch oder das anhaltende Ausgesetztsein gegenüber Zugluft. Denn Viren können sich am besten in einem unterkühlten Organismus vermehren.[11] Es kann aber auch eine Schwächung durch ein länger andauerndes Schlafdefizit dafür verantwortlich sein oder mangelhafte bzw. ungesunde Ernährung über längere Zeit oder zu wenig körperliche Bewegung. Die Ursache kann jedoch auch im Seelischen liegen. Wer deprimiert ist oder von Selbstzweifeln geplagt, gelangweilt, lustlos, mutlos, ängstlich – oder aber häufig unter Stress leidet, ist gefährdeter zu erkranken als jemand, der positive Gefühle hat, über ein gewisses Maß an innerer Ruhe verfügt und «mit sich im Reinen» ist. Positive Gefühle wirken immunstimulierend, negative bewirken das Gegenteil. Oder die Ursache ist im geistigen Erleben begründet, im Umgang mit sich selbst. Denn wovon hängt es schließlich ab, wie lange man negative Gefühle zulässt oder ob man mangelnde Stresstoleranz besitzt? Was muss geschehen, damit man wieder zu einer positiven Identität und Lebenseinstellung findet, auch wenn die Umstände traurig oder widrig sein mögen? Das alles hängt von der eigenen Ich-Verfassung ab, vom Selbstwert-Gefühl und der Art der Identitätsbildung. Wer sein Leben, sein Schicksal – mit allen Hoch- und Tiefpunkten – als seinen persönlichen Entwicklungsweg sehen kann, findet in jeder Lebenslage Motive für das, was gerade hier und jetzt gelernt oder getan werden könnte. Die Resilienzforschung hat viele wertvollste Beweise dafür geliefert, in welch hohem Maße die Art des Umgangs mit sich selbst und der gewählte Lebensstil den Gesundheitszustand von Leib und Seele beeinflussen.[12]

Bewegende Beispiele sind auch Bücher wie die von Viktor Frankl, «Trotzdem Ja zum Leben sagen», Jacques Lusseyran, «Das wiedergefundene Licht», oder Hans Jonas, «Der Gottesbegriff nach Auschwitz». Was diese Menschen am Leben hielt – allem Unmenschlichen, was sie selber erleiden oder miterleben mussten, zum Trotz –, war die erwachende, sich stärkende Gewissheit ihrer unverlierbaren geistigen Existenz und Bestimmung. So konnte auch der protestantische Theologe Dietrich Bonhoeffer wenige Monate vor seiner Hinrichtung noch das inzwischen weltbekannte und interkonfessionell praktizierte Gebet schreiben, dessen Kraft und Wirkung einen schon beim einfachen Lesen tief berühren kann:

> Von guten Mächten wunderbar geborgen
> Erwarten wir getrost was kommen mag.
> Gott ist bei uns am Abend und am Morgen
> Und ganz gewiss an jedem neuen Tag.[13]

Die ungezählten Flüchtlingsschicksale unserer Tage zeugen ebenfalls von der hohen (Durchhalte)Kraft, die im Vertrauen auf Gott, auf sich selbst und auf das Schicksal begründet sind und es ermöglichen, auch größte Strapazen überstehen zu können. Der Überlebenswille und die Hoffnung auf ein besseres Leben wirken dann so beherrschend, dass das Immunsystem allem trotzt, was immer auch an Schädigungen wie Übermüdung, Hitze, Kälte, Nahrungs- und Wassermangel, Angst und Gewalt zu erdulden sein mag.

Wie also sollte eine Grippe behandelt werden – insbesondere, wenn man die Ursachen nicht wirklich erkennen kann, weil sie dem Erkrankten selbst noch nicht erkennbar sind oder er darüber nicht sprechen möchte? In jedem Fall ist es sinnvoll, die Botschaft der Erkrankung ernst zu nehmen und eine Zeit der Erholung und Besinnung zu schaffen. Hingegen ist es nicht sinnvoll zu versuchen, mit fiebersenkenden und schmerzlindernden Medikamenten die Symptome so weit und so schnell als möglich zu unterdrücken, um genauso weiterzuleben wie vor der Erkrankung. Dies wäre nur dann angezeigt, wenn unbedingt noch etwas Entscheidendes zu erreichen wäre oder auf dem Spiel stünde und erst danach die notwendige Erholungszeit in Betracht gezogen werden kann. In jedem Fall gilt es, den Aufbau des erforderlichen neuen gesundheitlichen Gleichgewichts zu unterstützen. Dafür werden Arzneimittel benötigt, die dieses leisten können, prozessorientiert wirken und nicht nur Symptome bekämpfen.

Die oben genannten fünf Ursachenfelder von Krankheit und Heilung sind als «quinque entibus» bereits von Paracelsus (1493–1541) beschrieben worden.[14,15] Krankheit und Heilung ereignen sich demnach auf fünf verschiedene Arten und Weisen:

1. Körperlich-physisch durch Einwirkungen von außen

2. Im Bereich der Selbstregulation und der Lebensprozesse
3. Auf der Ebene des seelischen Erlebens
4. Im Bereich der Selbstwirksamkeit des Ich
5. Durch die Art, wie wir über uns, die Welt und andere Menschen denken und empfinden, nach welcher Weltanschauung bzw. spirituellen Orientierung wir unser Leben gestalten.

Warum Anthroposophie in der Medizin?

Die Anthroposophie (Anthropos = Mensch, Sophia = Weisheit, Wissenschaft) gilt bis heute als nicht leicht zugänglich. Auch wenn viele anthroposophische Initiativen auf den Gebieten der Heilpädagogik und Pädagogik, der Landwirtschaft und Medizin bekannt sind, bleibt das, was als integratives Welt- und Menschenbild der Anthroposophie «dahinter» steht, meist vage. Man weiß nicht so recht, ob es sich dabei um eine Philosophie handelt, eine Art Religion oder um eine diffizile oder auch «eklektische» Weltanschauung. Man fragt dann angesichts der oft recht erfolgreichen anthroposophischen Einrichtungen und Initiativen auch, ob dieser anthroposophische «Überbau» dafür überhaupt nötig sei, ob man ähnlich Gutes nicht auch ohne diesen leisten könne.

Wozu braucht es Anthroposophie? Was gibt Anlass, sich überhaupt dafür zu interessieren?

Wer der Anthroposophie begegnet, trifft auf vier Aspekte, die je nachdem alle vier oder auch nur der eine oder andere das Interesse wecken und zum weiteren Studium anregen können.

Der philosophische Aspekt

Das philosophische Fundament der Anthroposophie schließt an die Erkenntnisweise Goethes an sowie an den deutschen Idealismus mit dessen Idealen von Freiheit und Würde, Wahrheit und Liebe.[16,17,18] Für manche Menschen ist Philosophie nicht wichtig – man möchte gute Ideen für seine Arbeit und sein Leben haben und keine Zeit mit intellektuellen Grübeleien verlieren. Es gibt aber auch solche Menschen, die nur deshalb Anthroposophen werden, weil sie hier eine Erkenntnistheorie und deren philosophische Begründung finden, durch die sie sich selbst und ihren Zusammenhang mit der Welt besser verstehen. Der Witten-Herdecker Ordinarius für Medizintheorie, Integrative und Anthroposophische Medizin, Peter Heusser, begründet in seiner Habilitationsschrift die Anthroposophische Medizin erkenntniswissenschaftlich auf diesem Fundament. Rudolf Steiner hat über viele Jahre am Goethe-Schiller-Archiv in Weimar Goethes naturwissenschaftliche Schriften herausgeberisch bearbeitet und sich in dessen ganzheitliche und lebenspraktische Erkenntnisweise vertieft. In größtmöglicher Wertschätzung dafür nannte er dann später seine Hochschule für Anthroposophie in Dornach Goetheanum.[19]

Philosophie ist die Kunst des eigenständigen Denkens. Steiner formuliert diese «erkenntnis-künstlerische» Herausforderung in seinem philosophischen Hauptwerk, «Die Philosophie der Freiheit», so: «Man muss sich der Idee erlebend gegenüberstellen können; sonst gerät man unter ihre Knechtschaft.»[20] Das heißt, wer Gedanken und Ideen anderer übernimmt und nicht eigenständig bedenkt und bewertet, gerät in Abhängigkeit der Autoritäten, von denen diese Gedanken stammen. Mit Hilfe dieses Ansatzes – selbst hinzuschauen, zu fragen, zu bedenken, zu verstehen – ist jeder Student der Anthroposophie angeregt, seine *eigene Philosophie* zu reflektieren.

Der Aspekt der Selbstschulung

Anthroposophie beinhaltet einen Weg der Selbstschulung, welcher zu seelischer Weiterentwicklung, Selbsterkenntnis und Willensstärkung führt.[21] Es gibt heute viele Menschen, die auf der Suche nach einem interreligiösen Weg spiritueller Selbsterfahrung sind. Sie wollen sich nicht einer bestimmten Glaubensgemeinschaft oder einer bestimmten spirituellen Gruppierung anschließen. Sie suchen einen allgemein-menschlichen Weg für ihre innere Entwicklung. Einige davon finden diese Möglichkeit in der Anthroposophie und ihren Organisationen.[22] Da die Anthroposophische Gesellschaft international organisiert und offen für alle wissenschaftlichen, religiösen und künstlerischen Überzeugungen ist, findet man hier auch Vertreter der verschiedensten spirituellen Orientierungen. Angehörige der christlichen Konfessionen, des Buddhismus, Daoismus, Shintoismus, der Hindi-Religion, der Zarathustra-Spiritualität, des Judentums sowie einzelne Vertreter des Islam und viele ohne eine bestimmte spirituelle Ausrichtung können hier mehr über ihre eigene spirituelle Identität lernen, indem sie den Weg der Selbstschulung der Anthroposophie hinzunehmen. Was sie in dieser Gesellschaft verbindet, ist der Entwicklungsgedanke in der Anthroposophie und das Bestreben, das soziale und kulturelle Leben «menschlicher» und zukunftsfähiger zu machen. Der Biologe Bernd Rosslenbroich hat in einer in Fachkreisen weithin beachteten naturwissenschaftlichen Studie nachgewiesen, dass es das Autonomieprinzip ist, das der gesamten Evolution innewohnt und in der menschlichen Entwicklung gipfelt.[23] Dieses Autonomieprinzip liegt auch der anthroposophischen Selbstschulung zugrunde. Es sich bewusst zu machen und konstruktiv leben zu lernen, ist nicht leicht. Das Scheitern und immer wieder neu Ansetzen gehören ebenso dazu wie die stille innere Ausrichtung des eigenen Lebens und Arbeitens an den Idealen der Menschlichkeit: Wahrhaftigkeit, Liebe, Freiheit und Würde.

Der Aspekt der Geisteswissenschaft

Die Anthroposophie liegt in Form einer Gesamtausgabe der Steiner'schen Werke vor. In grundlegenden Büchern und Schriften sowie rund 6000[24] Vorträgen vor Fachleuten und Laien hat Rudolf Steiner eine Fülle von spirituellen Tatsachen, Inhalten und Weistümern zur Darstellung gebracht. Von außen betrachtet mutet davon manches an wie ein Zusammentragen von Wissen, das in der theosophischen und christlich-mystischen Tradition bereits vorlag oder im Anklang an viele große Geister der Kulturgeschichte von Steiner erforscht und genial verbunden in größere Zusammenhänge gebracht worden sei. Bei genauerem Hinsehen erkennt man jedoch die Authentizität und persönliche Handschrift Steiners, die selbst von seinen Kritikern nicht geleugnet werden kann.[25] Peter Sloterdijk nannte ihn deshalb «ein ganz normales Genie».[26]

Steiner selber bemerkt zu der Unterstellung, er habe sich sein Wissen zusammengesucht und nicht authentisch erworben, in einem Vortrag vor Medizinern: «Ich möchte nicht versäumen, Sie darauf aufmerksam zu machen, dass dasjenige, was ich hier vortrage, nicht entlehnt ist älteren medizinischen Schriften, sondern auf durchaus gegenwärtiger geisteswissenschaftlicher Forschung beruht. Nur muss versucht werden, zuweilen in der Terminologie auf die ältere Literatur zurückzugreifen, weil ja die neuere Literatur eine Terminologie nach dieser Richtung hin noch nicht ausgebildet hat. Aber derjenige, der glauben würde, dass irgendetwas hier vorgetragen wird, was nur älteren Schriften entnommen ist, der würde sich eben sehr irren.»[27] Die von ihm dargestellten Weistümer über Mensch und Welt, Natur und Geist werden von ihm als Ergebnisse seiner eigenen *durchaus gegenwärtigen geisteswissenschaftlichen Forschung* bezeichnet und folglich anthroposophische *Geisteswissenschaft* genannt. Anfangs sprach er auch gemäß alter spiritueller Tradition von «Geheimwissenschaft».[28]

Dass die Anthroposophie in die Nähe von Weltanschauung und Religion gerückt wird, liegt an dieser komplexen Fülle geistiger Tatsachen, die Steiner vor seinen Zuhörern ausbreitet. Daher betont er wiederholt, dass es sich bei seinen Schilderungen und Sichtweisen um ein Wissen handele, das von ihm selbst erarbeitet wurde und als *Wissen* oder *Erkenntnis* und nicht als *Glaubensinhalte* vorgebracht werde. Daher möge man das von ihm Dargestellte als anregende Idee, als Arbeitshypothese nehmen und *selbst prüfen* – ob es der eigenen Lebenserfahrung und Erkenntnissuche standhalten und dem Leben dienen kann. Auch hoffte er, dass der akademisch geschulte Leser seiner Schriften die Anstrengung unternehmen würde, seine auf meditativen Wegen errungenen Einsichten mit Hilfe empirischer Forschungsmethoden nachzuweisen.[29] Damit betont Steiner im wissenschaftlichen Diskurs das Prinzip der *internen bzw. inneren Evidenz:* Was man – gestützt auf Erfahrung und Einsicht – als richtig erkannt hat, empfindet man als «innerlich evident». Es bedarf dann aber auch noch der externen Evidenz, damit man anhand reproduzierbarer Fakten die Legitimität des als richtig Erkannten aufzeigen kann. Beide Evidenzen zusammen ergeben erst eine umfassende Erkenntnis und die Möglichkeit, sich ein Menschen- und Weltverständnis zu erarbeiten, das den spirituellen und materiellen Ansprüchen gerecht werden kann.

Inwiefern handelt es sich also bei der Anthroposophischen Medizin um eine «Weltanschauungsmedizin»?

Insofern als, ehrlicherweise gesagt, *jede Medizin* Ausdruck einer bestimmten Sicht auf Mensch, Natur und Umwelt ist. Auch der naturwissenschaftliche Materialismus ist eine Weltanschauung – ebenso der Idealismus, Realismus und andere philosophische oder geistige Orientierungen. Wer glaubt, keine Weltanschauung zu haben, hat seinen eigenen Standpunkt und was diesen stützt noch nicht reflektiert. Dieses Reflexionsdefizit ist eines der Haupthindernisse, die «Normalität» der

Anthroposophischen Medizin anzuerkennen. Eine in solcher Weise individuell erarbeitete Weltanschauung ist klar abzugrenzen von weltanschaulichen Bindungen oder Glaubensgemeinschaften, die sich an Autoritäten orientieren.

Da Anthroposophie auf das sich zur Autonomie entwickelnde Individuum baut, findet man gerade unter Anthroposophen einen ausgeprägten Meinungs- und Standpunktepluralismus bis hin zur gern zitierten «Streitkultur». Auch ist die Geschichte der Anthroposophischen Gesellschaft von eindrücklichen Krisen und Konflikten geprägt, die von dem Ringen um individuelle und soziale Kompetenz zeugen, das alles andere als einfach ist. Umso erfreulicher ist es, dass sich diese Gesellschaft bis heute nicht in verschiedene Gruppierungen gespalten hat, sondern der Wille zum gegenseitigen Verstehen und zur Entwicklung von Toleranz gegenüber anders Denkenden stets überwogen hat.

Von dem Dichter und Anthroposophen Christian Morgenstern (1871–1914) stammt ein Gedicht, das dieses Spannungsverhältnis zwischen der notwendigen Individualisierung einerseits und der Befähigung zur Gemeinschaftsbildung andererseits meisterlich zum Ausdruck bringt:

Die zur Wahrheit wandern,
wandern allein,
keiner kann dem andern
Wegbruder sein.

Eine Spanne gehn wir,
scheint es, im Chor …
bis zuletzt sich, sehn wir,
jeder verlor.

Selbst der Liebste ringet
irgendwo fern;
doch wer's ganz vollbringet,
siegt sich zum Stern,

schafft, sein selbst Durchchrister,
Neugottesgrund –
und ihn grüßt Geschwister
Ewiger Bund.[30]

Hier wird in künstlerischer Form zum Ausdruck gebracht, dass größtmöglicher Individualismus und «Gemeinschaft im Geist» sich nicht widersprechen müssen. Vielmehr erscheinen die Ideale der Französischen Revolution – der Freiheit des Individuums, der Gleichheit und brüderlichen Solidarität – so erst in ihrem wahren Licht. Denn wenn man weiß, dass *jeder* «auf dem Weg ist», so wächst der Respekt vor der Einmaligkeit und Würde des anderen, bei gleichzeitigem Erleben, wie uns dieser Tatbestand des Werdens «gleich» macht. Da wir aber sowohl «gleich» als auch «individuell sehr verschieden» sind, sind wir Menschen immer wieder auf gegenseitige brüderliche Hilfe angewiesen. Diese gelingt, wenn man die Bedürfnisse des anderen sehen, respektieren und wo möglich erfüllen kann.

Was aber ist «Geist» als Fundament dieser anthroposophisch-geisteswissenschaftlichen Weltsicht? Die Antwort ist schlicht: das menschliche Denken.

Normalerweise kennt jeder den Zustand des «Gedankenhabens», «Wissens», «sich Informierens» oder sich in anerkannten bzw. vorgegebenen Denkmustern zu bewegen und diese wiedergeben zu können. Wer jedoch von der *eigenen* Denktätigkeit ausgeht, entdeckt auch *denjenigen, der denkt*, in seinem Denken. Der idealistische Philosoph Johann Gottlieb Fichte wies immer wieder seine Studenten auf diese zentralwichtige spirituelle Selbsterfahrung im Denken hin. Er führte mit ihnen die folgende Übung durch:

> *Er fragte sie, ob sie die Wand des Hörsaals sähen.*
> *Dann sagte er: «Schließen Sie jetzt die Augen und denken Sie die Wand.» –*
> *Und dann kam die alles entscheidende Aufforderung: «Und jetzt denken Sie den, der die Wand gedacht hat …»*

Wer das einmal durchführt, kann die Erfahrung machen, wie in seinem Denken das eigene Selbst als reiner «Tätigkeitsquell», als «innere Aktivitätsbereitschaft», als «Ich», als «selbst Wollen» bemerkbar wird, sozusagen als rein «energetische», spirituelle Selbsterfahrung.[31] Geht er in dieser Art von der Selbsterfahrung seines «Ich» in seinem Denkvermögen aus, so hat er den sicheren Ausgangspunkt gewonnen, sich seine eigene Weltsicht zu erarbeiten.[32,33] Er steht sozusagen geistig auf eigenen Füßen und ist in der Lage, sein Denken immer perspektivenreicher auszubilden. Je mehr er versteht, desto mehr «sieht» er von der Welt. Und je mehr ihn die Welt interessiert und zum Nachdenken anregt, desto differenzierter und klarer wird sein Denken. Sich selbst und die Welt zu verstehen und dadurch zu einer authentischen Selbst- und Weltsicht zu kommen – das ist sozusagen die Weltanschauung der Anthroposophie. Seinen Zeitgenossen zu zeigen, dass sie «durch das Denken zur Wirklichkeit des Geistes kommen» können, war ein zentrales Anliegen Rudolf Steiners. Das eigene Ich als geistig reales Wesen im Denken erleben zu können, erschließt zugleich die spirituelle Dimension des Begriffs der menschlichen Würde als autonome und geistbewusste Kompetenz.[34,35,36,37] Rudolf Steiner formulierte diesen Tatbestand gegen Ende seines Lebens noch einmal so: *Anthroposophie ist ein Erkenntnisweg, der das Geistige im Menschenwesen zum Geistigen im Weltall führen möchte.*[38] Grundlage dafür ist die Gedankenarbeit eines jeden einzelnen Menschen. Hannah Arendt nannte diese Selbsterfahrung «Denken ohne Geländer».[39]

Der anthropologische Aspekt und das Menschenbild

Das Menschenbild der Anthroposophie wurzelt einerseits in der kulturgeschichtlichen Tradition des Abendlandes und andererseits in der autonomen Erkenntnispraxis, die in den vorangehenden Kapiteln angesprochen wurde. So hat schon der frühmittelalterliche Mönch Johannes Scotus Eriugena (815 – 877) die

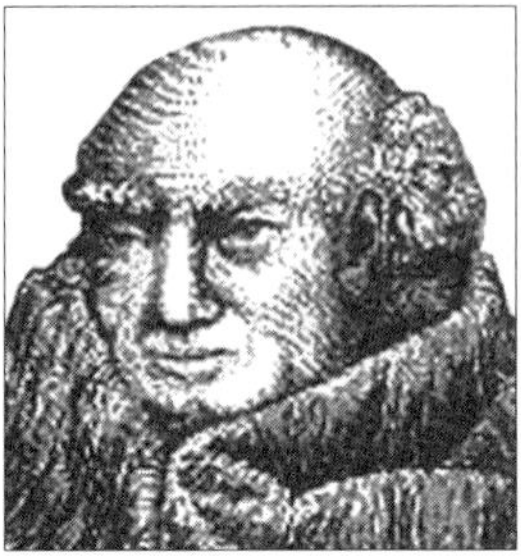
Johannes Scotus Eriugena

Frage nach dem Zusammenhang von Mensch und Natur in seinem Lehrbuch «Über die Einteilung der Natur»[40] dialogisch behandelt. Daran kann in der anthroposophischen Menschen- und Naturbetrachtung unmittelbar angeknüpft werden. Er schreibt:

Was hat der Mensch mit dem Mineralreich gemeinsam?
Die Antwort war: den festen Körper.
Und was hat er mit den Pflanzen gemeinsam?
Die Antwort: das Leben.
Und: Was hat der Mensch mit den Tieren gemeinsam?
Die Antwort: die Seele.
Und dann die vierte Frage: Und was hat der Mensch mit der Engelwelt gemeinsam?
Die Antwort: das Denken.
Dann kommt die letzte, entscheidende Frage:
Und was hat der Mensch ganz für sich – nur mit sich und seinesgleichen gemeinsam?
Die Antwort: das selbständige Urteil.

Das deutsche Wort *URTEIL* für dieses Alleinstellungsmerkmal des Menschen unter den Naturwesen sagt viel: *UR* bedeutet Anfang, Ursprung. *TEIL* hingegen ist etwas, was seinen Sinn nur in Bezug auf das Ganze, Ursprüngliche erfährt. Dies aber ist *URTEILEN:* den

Teil in einen sinnvollen Bezug zum Ganzen zu bringen. In der anthroposophischen Menschenkunde steht dieser integrative, anthropozentrische Ansatz zentral: alles, was der Mensch um sich hat – bis hin zu den Gesetzmäßigkeiten des Kosmos und der Sternenwelt –, steht auch in einem bestimmten Zusammenhang mit ihm selbst, den es zu beurteilen und zu verstehen gilt.

Christian Morgenstern hat in einem seiner Gedichte dieses Ganzheitliche der menschlichen Urteilsbildung, in dem jeder einzelne Mensch sich sehen und erleben kann, dargestellt. Er gibt ihm den Titel «Die Fußwaschung».[41] Darin zeigt sich insbesondere, wie ein Naturreich dem anderen dient und alle zusammenhängen und aufeinander angewiesen sind:

Die Fußwaschung

Ich danke dir, du stummer Stein,
und neige mich zu dir hernieder:
Ich schulde dir mein Pflanzensein.
Ich danke euch, ihr Grund und Flor,
und bücke mich zu euch hernieder:
Ihr halft zum Tiere mir empor.
Ich danke euch, Stein, Kraut und Tier,
und beuge mich zu euch hernieder:
Ihr halft mir alle drei zu Mir.

Wir danken dir, du Menschenkind,
und lassen fromm uns vor dir nieder:
weil dadurch, dass du bist, wir sind.
Es dankt aus aller Gottheit Ein-

und aller Gottheit Vielfalt wieder.
In Dank verschlingt sich alles Sein.

Was draußen in der Natur als Mineral-, Pflanzen-, Tier- und Menschenreich erscheint, zeigt sich beim Menschen in individualisierter Form als seine eigene komplexe, vierfach gegliederte Konstitution: als Körper, Leben, Seele und Geist. Diese vierfach gegliederte Konstitution wird in der anthroposophischen Menschenkunde als physische, ätherische, astralische und Ich-Organisation bezeichnet:

Physische Organisation: Gesetzmäßigkeiten des festen Aggregatzustands der Materie, mineralisch-räumliche Natur des Menschen.

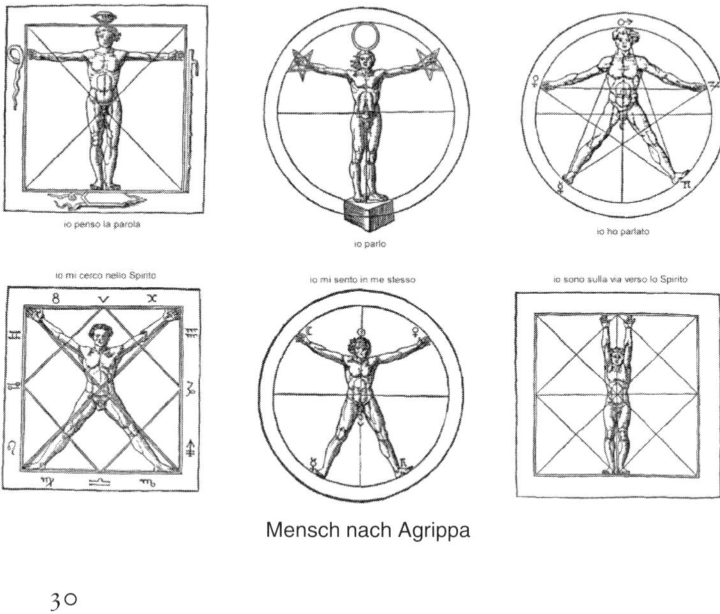
io penso la parola
io parlo
io ho parlato
io mi cerco nello Spirito
io mi sento in me stesso
io sono sulla via verso lo Spirito

Mensch nach Agrippa

Ätherische Organisation (αἰθήρ): Gesetzmäßigkeiten des flüssigen Aggregatzustands der Materie als Grundlage allen Lebens.

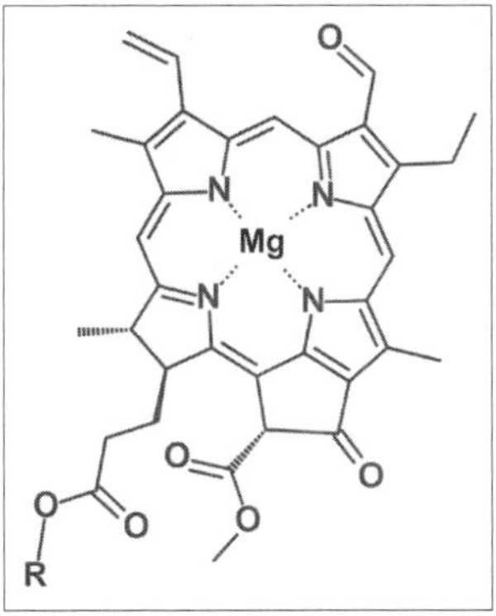

Chlorophyllmolekül

Äther ist der griechische Ausdruck für den durchsonnten, blauen Himmel. Ihm verdanken die Pflanzen die Bildung ihres Energieträgers, des Chlorophylls. Ohne Sonnenlicht und die Biorhythmen wäre kein Leben auf der Erde möglich. Leben verläuft in der Zeit und wird durch Rhythmen geregelt, welche durch die Bewegungen der Himmelskörper, der Planeten, der Sonne und der Erde entstehen. So sagte auch bereits Paracelsus: «Wer eine Pflanze isst, isst das Weltall.»[42]

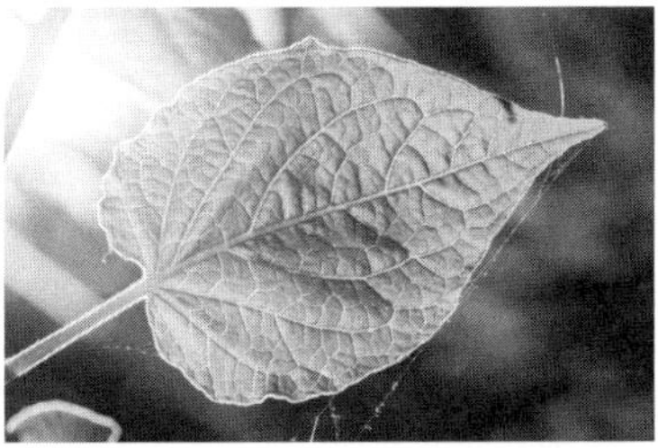

Photosynthese am Blatt

Astralische Organisation: Gesetzmäßigkeiten des Aggregatzustands von Luft und Gas als Grundlage von Atmung, Sprache, Bewegung und seelischem Gefühlsausdruck.

Das Wort «Aster» stammt aus dem Lateinischen und bedeutet «Stern». Nicht nur das Leben, auch die Seele

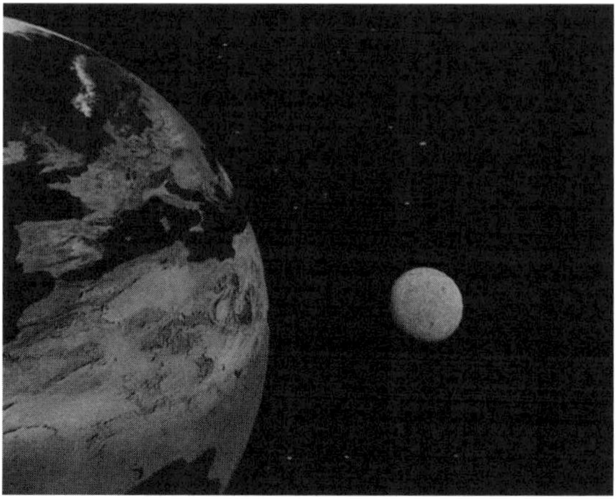

Die Erde als Stern vom Weltall aus betrachtet

ist kosmischen Ursprungs und ahnt ihre himmlische Heimat in den *Gesetzmäßigkeiten* der Sternenwelt. Auch ist die gegliederte Sternenwelt wie ein Urbild der Vielfalt menschlicher Beziehungs-Konstellationen – ganz abgesehen von den bekannten astrologischen Traditionen und deren Bezügen zur menschlichen Natur. So, wie wir Menschen «Sonne, Mond und Sterne» lieben wie etwas uns Verwandtes, so werden in Poesie und Literatur nicht nur diese, sondern auch Wind und Wetter sowie Tag- und Jahreszeiten als Metaphern benützt, um bestimmten Gefühlen und Seelenstimmungen Ausdruck zu verleihen.

Ich-Organisation: Gesetzeszusammenhang von Wärme und Thermodynamik als Grundlage des «Ich»-Erlebens. Dieses ist einheitlich-«warm».

«Gott schuf den Menschen nach seinem Bild» – so lesen wir es im ersten Buch des Moses in der Bibel. Über das Wärmeerlebnis fühlen wir uns mit allem verwandt, wofür wir uns «erwärmen», sei es geistig oder stofflich. So ist auch die Wärme, in deren Gesetzen die Ich-Organisation lebt, nicht materiell, kein «Aggregatzustand» der Materie, obgleich sie das materielle Dasein beherrscht. Schon zwei Grad mehr oder weniger Körpertemperatur ändern Stoffwechseltätigkeit und Wohlbefinden des Menschen empfindlich – aber auch ganzer Ökosysteme, wie die globale Klimaerwärmung zeigt. Wärme hat «extensive» und «intensive» Wirkungen. Daher kann sie die Brücke sein zwischen seelisch-geis-

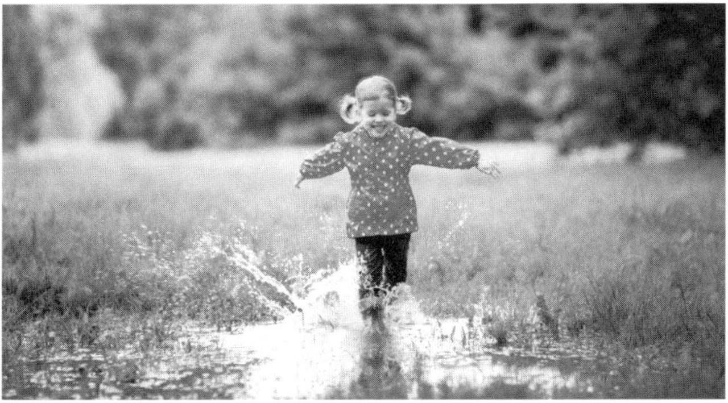

tiger «innerer» Wärme und physischer Körperwärme. Dieses einheitliche Wärmeerlebnis kann dadurch auch die Grundlage des kohärenten geistigen und körperlichen Ich-Erlebens sein.

Rudolf Steiner beschreibt in seinem Buch «Die Geheimwissenschaft im Umriss»[43] die Entwicklung dieser vierfachen menschlichen Konstitution im Zusammenhang mit der Naturgesetzlichkeit der Aggregatzustände und der Wärme eingehend. Dort wird auch konsequent darauf Bezug genommen, dass allem Materiellen ein Geistig-Wesenhaftes entspricht. Fußend auf der Terminologie der christlichen Hierarchien- und Engellehre des Dionysius Areopagita beschreibt er den Zusammenhang des werdenden Menschen mit dieser göttlich-geistigen Wesenswelt. Im Zentrum dieser Darstellung steht «das Mysterium von Golgatha», d.h. Leben und Sterben des Christus auf der Erde und für die Menschen: «Der recht verstandene Christusimpuls wirkt dahin, dass die Menschenseele, welche ihn aufgenommen hat, sich als Glied einer geistigen Welt fühlt und als solches erkennt und verhält, außerhalb

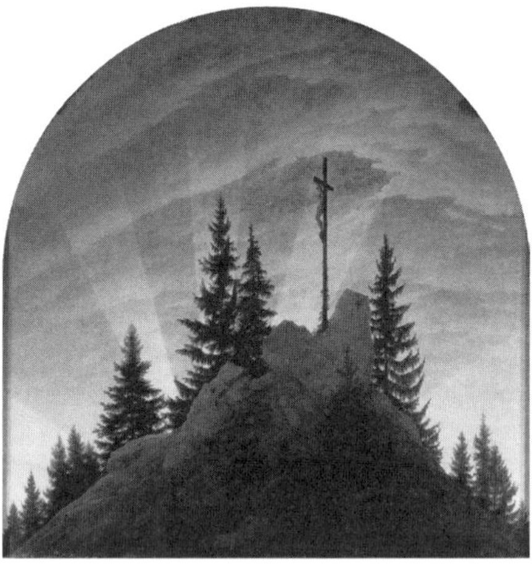

Caspar David Friedrich: Das Kreuz im Gebirge
(1808, Tetschener Altar)

welcher sie vorher gestanden hat. […] In das Innerste des menschlichen Wesenskernes ist damit der Keim der Liebe gesenkt. Und von da aus soll er in die ganze Entwicklung einströmen.»[44]

Die komplexen Begriffsbildungen der vier Wesensglieder werden heute auch durch Überlegungen aus der Systemforschung bestätigt. Hier wurden inzwischen höhere, vernetzte Formgeber und Prozessgestalter entdeckt oder hypothetisch angenommen. Sie werden mit Feldbegriffen belegt oder intra-organisch gefasst, wie die Ordnungsmuster der mathematisch-geometrischen Symmetrie und Asymmetrie, die nicht durch die darwinistischen Paradigmen von Selektion, Mutation und Anpassung erklärbar sind.[45,46]

Auch die Frage nach der Symmetrie als universalem Kausalprinzip gehört hierher. Gedanken, Gesetze, übergreifende Gesetzeszusammenhänge sind es letztlich, die sich in den Ordnungen und Wandlungen der Evolution abbilden bzw. diese vorantreiben. Wichtig ist nur, sich diese regulierenden Gesetzeszusammenhänge konkret als wirksame «Energien» bzw. Kraftsysteme vorzustellen. Gedanken, Gesetzeszusammenhänge sind etwas Real-Geistiges – und nicht «nichts».

Interessant sind in diesem Zusammenhang auch die derzeit viel gebrauchten komplexen Begriffe von Autoregulation, Selbstregulation oder Selbstheilung in der Schulmedizin. Diese Begriffe werden in Diagnose und Therapie der Anthroposophischen Medizin differenziert betrachtet, je nach dem jeweiligen Anteil, den die Wesensglieder bzw. die physische, ätherische, astralische Organisationen und das Ich an der Selbstregulation haben. Sie dienen der Diagnose und Therapie als die regulierenden Prinzipien der wesensgemäßen Interpretation der Krankheitssymptome und Fakten, Laboranalysen oder bildgebenden Verfahren wie Röntgen, Ultraschall, Magnetresonanztomographie/MRT u.a. und dem daraus folgenden Therapieansatz. Auf diese Weise kann jeweils für den Einzelfall eine ganzheitliche Betrachtung nach Körperzustand, Vitalität, seelischem Ausdruck und geistiger Befindlichkeit erarbeitet werden.[47,48]

Zum Verständnis von Gesundheit und Krankheit

Um zu einem integrativen Gesundheits- und Krankheitsverständnis zu kommen, braucht es vor allem ein gutes Prozessverständnis: Welches Menschenbild kann dies bieten? Welches ist einfach genug, um in der täglichen Praxis zu genügen, und doch auch komplex genug, um die Vielfältigkeit der menschlichen Natur – einschließlich ihrer stetig wachsenden naturwissenschaftlichen Faktenfülle und seltener Krankheitssymptome – integrieren zu können?

Denn so elementar die Fragen auch klingen mögen – sie sind nicht leicht zu beantworten: Wie entsteht eigentlich Krankheit? Wie verschwindet sie wieder? Wie kann Gesundheit im Auf und Ab des Lebens, in Wachstum und Entwicklung, in Krise und Altern immer wieder neu errungen werden? Wo liegt die Schwelle der Dekompensation, wenn man heute gerade noch gesund war – und am folgenden Tag deutlich spürt: du bist nicht mehr in Ordnung? Unter welchen Bedingungen werden Prozesse gefördert, die letztlich die Krankheitssymptome hervorbringen und von den Selbstheilungskräften des Organismus nicht mehr reguliert werden können? Wie können solche Krankheitsprozesse wieder rückgängig gemacht werden? Jedes Medizinsystem kann hier zum Verständnis beitragen. In Kontext der anthroposophischen Diagnostik und Therapie führt das Wesensgliederkonzept zu neuen Einsichten. Denn in diesem Konzept werden Gesetzmäßigkeiten beschrieben, welche die Brücke bilden können zwischen den physiologisch-körperlichen und seelisch-geistigen, d. h. rein mentalen, Prozessen. Dadurch kann der Komplexität und Multiformität der möglichen Krankheitsursachen und deren Überwindung Rechnung getragen werden. (Vgl. auch S. 42 ff.)

Physiologische Denkweise und therapeutisches Vorgehen

Die ethische Grundhaltung des anthroposophischen Arztes und seine diagnostische und therapeutische Einschätzung der Krankheitssituation sind durch sein Menschenbild bestimmt. Durch die Vorstellung des Zusammenwirkens der vier Wesensglieder-Gesetzeszusammenhänge in Entwicklung und Reifung der körperlich-seelischen Konstitution entsteht auch eine physiologisch-prozessorientierte Denkweise. Sie befähigt dazu, Urteile auch da situationsgerecht fällen zu können, wo noch keine gesicherten Studienergebnisse der Naturwissenschaft vorliegen – und wenn sie existieren, diese gegebenenfalls kritisch zu hinterfragen.

Drei Beispiele aus der Kinderheilkunde mögen es verdeutlichen: In der Kinder- und Jugendmedizin geht es insbesondere darum, Entwicklungs- und Reifungsprozesse medizinisch zu begleiten. Krankheiten erscheinen hier oft als Ausdruck körperlicher und/oder seelischer Anpassungsschwierigkeiten an die

Anforderungen aus der Umwelt. Oder aber sie sind Ergebnis einer sich zuspitzenden Auseinandersetzung der sich verkörpernden Individualität des Kindes mit seiner von Vater und Mutter «ererbten» physischen Organisation. Daher gilt es, eine akute Erkrankung im Kindesalter prozessorientiert und nicht symptomorientiert zu behandeln. Steiner ging bereits von einem Genom-Begriff aus, der das Erbgut als lernfähig und entwicklungsoffen einschätzte, wie dies auch durch die epigenetische Forschungsrichtung in den letzten Jahrzehnten hinlänglich bestätigt wurde. Daher empfahl er einen sensiblen Umgang mit fieberhaften Infekten und Kinderkrankheiten, da diese positiv regulierend auf das Erbgut einwirken können und dem sich inkarnierenden Kind die Möglichkeit geben, die ererbte physische Organisation besser an die eigenen Bedürfnisse und den eigenen Ausdruckswillen anzupassen.[49,50,51]

Es war und ist daher typisch für anthroposophische Ärzte, dass sie zurückhaltend sind mit der Anwendung fiebersenkender Mittel und dem Einsatz von Antibiotika. Denn Fieber ist eine natürliche Reaktion des Körpers, Anpassungs- und Wandlungsprozesse zu beschleunigen oder ihnen zum Durchbruch zu verhelfen. Was heute als immunstimulierende Wirkung des Fiebers und seine mögliche Einflussnahme auf die Funktionsweise des Erbguts bekannt ist, wurde aufgrund des ganzheitlichen Menschenbildes mit Ich-Organisation und entwicklungsoffenem Vererbungsbegriff bereits von Beginn dieser Therapierichtung an berücksichtigt. Statt mit fiebersenkenden Mitteln zu arbeiten, wurden äußere Anwendungen und regulierende Arzneimittel in homöopathischer Zubereitung empfohlen, um die körpereigene Abwehr zu unterstützen, auch wenn die Dauer der Erkrankung dadurch etwas länger war als in der konventionellen Behandlung. Dafür war die Heilung dann in der Regel stabil und eine Rückfallgefahr gering. Fiebersenkende Zäpfchen gab es jedoch im Hintergrund in der Hausapotheke für den (seltenen) Fall, dass die Selbstregulation des Körpers das Fieber nicht zureichend meistern konnte.

Erst in der zweiten Hälfte des 20. Jahrhunderts wurde diese Vorgehensweise durch Forschungsergebnisse der Schulmedizin auch wissenschaftlich gerechtfertigt: Im Rahmen immunologischer Untersuchungen konnte nachgewiesen werden, dass Fieber «keine Krankheit» oder ein Symptom ist, das möglichst schnell zu beseitigen wäre. Vielmehr wurde die Sinnhaftigkeit des Fiebers im Rahmen der körpereigenen Abwehr erkannt. Man entdeckte, dass Viren und Bakterien bei einem Temperaturoptimum von 39° bis 41°C in ihrer Vermehrungsaktivität behindert sind und am besten durch die Fieberwirkung vernichtet werden.[52]

Was jedoch den zurückhaltenden Einsatz von Antibiotika betrifft, so dauerte es bis zum Beginn der 90er Jahre des 20. Jahrhunderts, bis auch von schulmedizinischer Seite diese Empfehlung kam. Jetzt wurden Studien publiziert, die belegen konnten, dass nicht einmal jede Mittelohrentzündung – was bis dahin strikte schulmedizinische Forderung war – antibiotisch behandelt werden muss, d. h., es verbietet sich seitdem der routinemäßige Einsatz: «bei jedem Infekt ein Antibiotikum». Grund für diesen Gesinnungswandel war und ist aber auch die bedrohliche Entwicklung der Antibiotika-Resistenz infolge des exzessiven Gebrauchs dieser Arzneimittel beim Menschen und deren weitverbreiteten Missbrauchs in der Viehzucht. Daher wäre es wünschenswert, die alternativen Behandlungsformen bei fieberhaften Infekten in Klinik und Praxis auch zu den Standards der Schulmedizin und Tierheilkunde hinzuzufügen. Literatur und Weiterbildungen dazu existieren bereits in erfreulichem Maße. In der häuslichen Krankenpflege und Selbstmedikation haben sie sich vielerorts bereits durchgesetzt.[53] So stand auch in dem Wochenmagazin *Focus* in einer der Oktoberausgaben 2016 auf der Titelseite: *Oma hatte doch Recht.* Darunter waren typische Hausmittel aus alter Tradition abgebildet.

Anthroposophische Ärzte haben jedenfalls – ebenso wie ihre Kollegen in Homöopathie und Komplementärmedizin – durch ihren nicht routinemäßigen, sondern individuell abgewogenen Einsatz von fiebersenkenden Mitteln und Antibiotika bereits seit langem einen nachahmenswerten Beitrag geleistet, der heute so viel diskutierten Antibiotika-Resistenzentwicklung entgegenzuwirken.[54]

Das dritte Beispiel betrifft den Umgang mit Vitamin D3 in Vorbeugung und Therapie von Rachitis im Säuglings- und Kleinkindalter. Der erste anthroposophische Kinderarzt, Wilhelm zur Linden (1896–1972), und anthroposophische Hausärzte schlugen hier einen eigenen Weg ein im Umgang mit der zunächst von den Medizinwissenschaftlern empfohlenen Vitamin-D-Stoßsubstitution. Sie rieten zu physiologischen, kleinen

Dosen. Sie investierten viel Zeit in ihre Beratung, damit die Eltern – wenn irgend möglich – ihrem Säugling die natürliche Bildung von Vitamin D3 am Sonnenlicht ermöglichten.[55,56,57] Im Gegensatz dazu kam die Empfehlung zu kleinen Dosen und einem prozessorientierten Vorgehen auf Seiten der Schulmedizin erst, nachdem die Schäden infolge der Stoßtherapie offenkundig geworden waren.[58]

Diese Beispiele mögen verdeutlichen, dass eine ganzheitliche Denkweise wie die der Anthroposophie nicht notwendigerweise «unwissenschaftlich» sein muss. Vielmehr kann sie wissenschaftliche Ergebnisse lebensnäher einordnen und unter Umständen auch voraussehen. Auf jeden Fall kann dadurch vermieden oder zumindest eingeschränkt werden, was an unerwünschten Nebenwirkungen auftreten muss, wenn der regulierende Kontext aufgrund einer reduktionistischen Denkweise vernachlässigt wird.

Die vier Wesensglieder des Menschen und die Kategorien des Aristoteles

Das Wissen von Körper, Leben, Seele und Geist ist so alt wie die Menschheit. Davon zu sprechen, macht die Anthroposophie und ihren medizinischen Ansatz nicht originell. Steiners Beitrag besteht jedoch wie oben bereits skizziert darin, eine neue Zugangsweise zu diesen vier Erfahrungsfeldern aufgezeigt zu haben. Er verwendet für die von ihm in Medizin und Pädagogik eingeführte Terminologie, wie schon erwähnt, die Worte «Leib» bzw. «Organisation».[59] Diese Termini machen nicht nur den Zusammenhang zwischen den Reichen der Natur und den Aggregatzuständen der Materie deutlich, sondern stehen auch für die differenzierte Ganzheit des Menschenwesens nach Geist (Ich-Organisation), Seele (astralische Organisation), Leben (ätherische Organisation) und Körper (physische Organisation). Sie machen deutlich, dass es komplexe Zusammenhänge von Gesetzmäßigkeiten sind, durch die sich der Mensch erkennen, erleben, ausdrücken und betätigen kann:

- als fest geformter Körper im Raum,
- als Lebewesen zwischen Geburt und Tod in einem Entwicklungsprozess in der Zeit,
- als ganz persönlich empfindendes Seelenwesen,
- als autonomiebegabtes geistiges Wesen.

Aristoteles kannte und beschrieb diese Wesensschichten des Menschen im Rahmen seiner Elementenlehre. In seiner Kategorienlehre aber stellte er dazu noch Fragen, durch die deren Qualitäten und Ausdrucksformen deutlich in Erscheinung treten. Sie sind auch für das anthroposophische Wesensgliederverständnis erhellend:

Für die *physische Organisation* sind es die Kategorien des Raumes:

Ort: ubi, πoυ,
Lage: situs, κεῖσθαι,
Quantität nach Menge und Größe: quantitas, πόσον,
Haben: habitus, ἔχειν.

Die *ätherische Organisation* umfasst in ihrer Gesetzlichkeit die Kategorien:

Zeit: wann, quando, πότε,
Beschaffenheit: qualitas, ποῖον,
Relation: Verhältnis/Beziehung, relatio, πρόςτι.

Die *astralische Organisation* umfasst die kategorialen Gesetzmäßigkeiten:

Tun: actio, ποιεῖν,
Leiden: passio, πάσχειν.

Die *Ich-Organisation* wird durch die Kategorie der Substanz bestimmt, die im Griechischen οὐσία heißt. Dieses Wort hat die komplexe Bedeutung von Sein und Wesen, also sowohl von geistiger als auch physisch-materieller Substanz. Im Lateinischen wird das Wort οὐσία mit sub-stantia übersetzt, was das darunter (sub-) Liegende bzw. Stehende heißt. Was im Griechischen noch als geistig-physische Wesenseinheit von Geist und Materie gedacht und formuliert werden konnte, differenziert sich im lateinischen Sprachgebrauch schon mehr nach der rein materiellen Seite hin.

In der Anthroposophischen Medizin wird daher spezifisch gefragt:

- Was muss «am Ort» des Geschehens mit einer lokalen, symptombezogenen Vorgehensweise getan werden?
- Welche Lebensprozesse gilt es zu unterstützen, mit welchen Qualitäten?
- Wie können durch künstlerische Therapien oder

eine biografische Betrachtung Prozesse der seelischen Harmonisierung eingeleitet werden, die dann wieder ordnend auf den Körper zurückwirken?
- Wie kann die Identität des Menschen, seine Wesenssubstanz, so gestärkt werden, dass man auch das einem selbst Mögliche zur Gesundung beitragen kann? (Vgl. die Seiten 74 ff. und 81 ff.)

Diese Gliederung in Seinsschichten beziehungsweise Ausdrucksformen des Menschenwesens finden wir auch in der ayurvedischen Tradition sowie in den Beschreibungen der Energieflüsse und Strömungen anderer traditioneller Medizinsysteme, die auf spirituellen Sichtweisen des Menschen basieren.

Hermann Schmitz, bis 1993 Professor für Philosophie an der Universität Kiel, entwickelte inzwischen ein phänomenologisches Konzept, in dem er diese Wesensschichten für die klinische Beobachtung herausarbeitete.[60] Therapeutisch gibt es gegenwärtig immer mehr Verfahren, die auf «Schichtentheorien» beruhen, beispielsweise auch das bekannte bio-psycho-soziale Modell.[61]

Die anthroposophisch-medizinische Vorgehensweise fügt hier als «Neues» die vollständige Integration der schulmedizinischen Wissenschaft und Denkweise hinzu. Dies eröffnet nicht nur eine befriedigende Sicht auf das eigene Selbstverständnis als Mensch, es ermöglicht auch eine neue, komplexe Theorie hinsichtlich der Fragen, wie Krankheit entsteht und wie Heilprozesse verstanden werden können.[62] (Vgl. Seite 13 ff.)

Der Leib / Seele-Zusammenhang

1917 publizierte Rudolf Steiner im Anhang seines Buches «Von Seelenrätseln»[63] das Ergebnis seiner dreißigjährigen Forschung über den Leib-Seele-Zusammenhang. Er kam zu der Einsicht, dass die menschlichen Seelenfähigkeiten nicht vom Nervensystem erzeugt werden, sondern dieses aufbauen und benutzen. Ja, mehr noch: Er erkannte die seelischen Grundfähigkeiten – Denken, Fühlen und Wollen – als Ausdrucksformen des *ganzen* Menschen. Dieser «ganze Mensch» hat aber eine eigentümlich dreigliedrige Gestalt – schon von der dritten, vierten Woche der Embryonalentwicklung an, wie die unten abgebildeten Stadien[64] der Embryonalentwicklung zeigen:

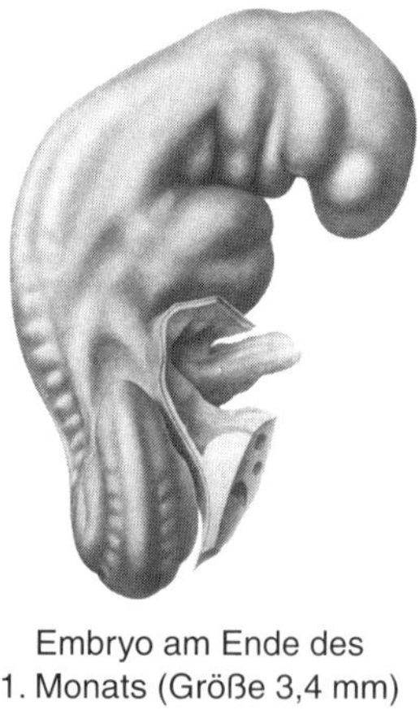

Embryo am Ende des 1. Monats (Größe 3,4 mm)

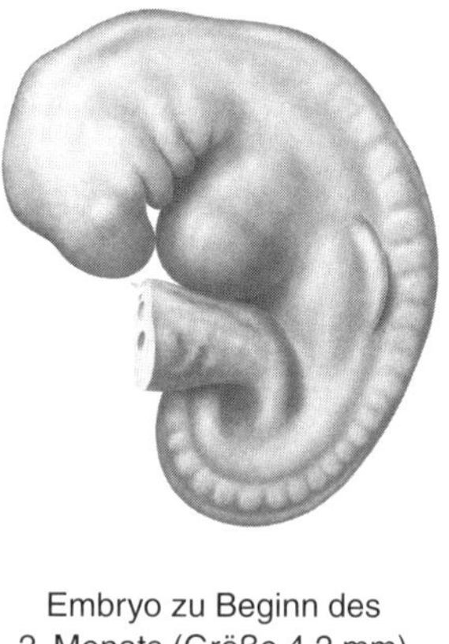

Embryo zu Beginn des 2. Monats (Größe 4,2 mm)

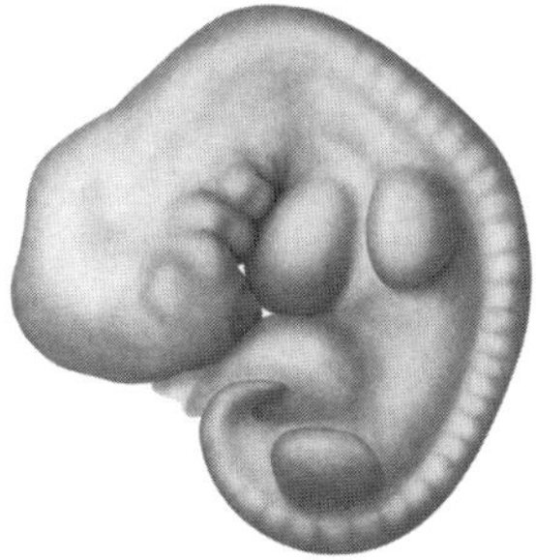

Embryo ca. 5 Wochen
(Größe 6,3 mm)

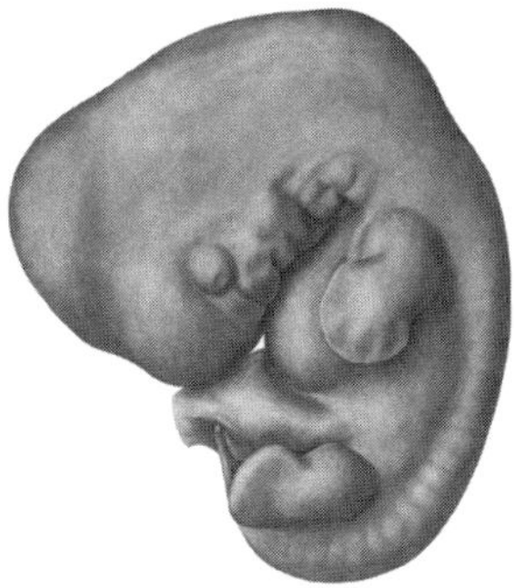

Embryo ca. 6 Wochen
(Größe 10 mm)

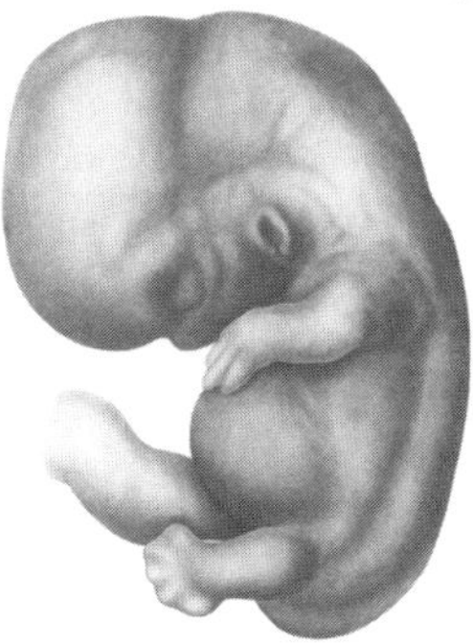

Embryo am Ende des
2. Monats (Größe 17,5 mm)

Steiner fand heraus, dass sich nur das wachbewusste Denken und die Sinnesbeobachtung auf die Funktion des Nerven/Sinnes-Systems stützen – einschließlich der Vorstellungen, die wir uns von unseren Gefühls- und Willenserlebnissen machen können. Das Gefühlsleben hingegen zeigte sich ihm in unmittelbarer funktioneller Resonanz mit der rhythmischen Funktionsordnung von Herz-Kreislaufsystem und Atmung. Die Willenstätigkeit hingegen sah er als Ausdruck der Stoffwechsel- und Gliedmaßentätigkeit.

«Man muss nur die Physiologie des Atmungsrhythmus im rechten Lichte sehen, so wird man umfänglich zur Anerkennung des Satzes kommen: die Seele erlebt fühlend, indem sie sich dabei ähnlich auf den Atmungsrhythmus stützt wie im Vorstellen auf die Nervenvorgänge. – Und bezüglich des Wollens findet man, dass dieses sich in ähnlicher Art stützt auf Stoffwechselvorgänge. Wieder muss da in Betracht gezogen werden, was alles an Verzweigungen und Ausläufern der Stoffwechselvorgänge im ganzen Organismus in Betracht kommt. Wie dann, wenn etwas ‹vorgestellt› wird, sich ein Nervenvorgang abspielt, auf Grund dessen die Seele sich ihres Vorgestellten bewusst wird, wie ferner dann, wenn etwas ‹gefühlt› wird, eine Modifikation des Atmungsrhythmus verläuft, durch die der Seele ein Gefühl auflebt: so geht, wenn etwas ‹gewollt› wird, ein Stoffwechselvorgang vor sich, der die leibliche Grundlage ist für das als Wollen in der Seele Erlebte.»[65]

Der Erlanger Anatomie-Professor Dr. Johannes Rohen trug in seinen Lehrbüchern für Anatomie dieser funktionellen dreigliedrigen anatomischen Ordnung Rechnung. Professor Dr. rer. nat. Wolfgang Schad arbeitete diesen Aspekt in einer konsequent durchgeführten Darstellung der Entwicklung der Wirbeltiere im Vergleich zum Menschen auf.[66] Steiner war sich bewusst, dass seine Entdeckung der seelischen Dreigliederung in Verbindung mit der körperlich-physiologischen und deren naturwissenschaftliche Begründung einer umfangreichen Publikation bedurft hätte, die er während des Ersten Weltkrieges nicht leisten konnte. Er schreibt: «Ihre Begründung kann durchaus mit den heute vorhandenen wissenschaftlichen Mitteln gegeben werden. Dies würde der Gegenstand eines umfangreichen Buches sein, das in diesem Augenblicke zu schreiben, mir die Verhältnisse nicht gestatten.»[67] Schad und Rohen haben diese umfangreiche Arbeit inzwischen weitgehend leisten können.

Das Paradigma der leibbildenden und leibbefreiten Wesensgliedertätigkeit

Die schulmedizinisch-naturwissenschaftliche Denkweise mit der seelischen und geistigen Identität und Selbsterfahrung des Menschen zu verbinden, ist Herzstück der Anthroposophischen Medizin. Das neue Paradigma, das dies konkret ermöglicht, ist das von Rudolf Steiner entdeckte Gesetz von der Metamorphose der leibbildenden Tätigkeit der Wesensglieder in eine rein geistige, außerkörperlich wirksame Tätigkeit. Wie ist das zu denken, zu verstehen? Rudolf Steiners Entdeckung war, dass die Wesensglieder als rein geistige, regulierende Gesetzeszusammenhänge (siehe Seite 38) den Ort ihrer Wirksamkeit und ihres Ausdrucks nicht nur in Wachstum und Entwicklung des Körpers haben. Vielmehr erscheinen sie in dem Maße, wie das Wachstum absolviert ist, auch außerkörperlich, sozusagen «out of body», im Zustand rein immaterieller, nicht sinnlich wahrnehmbarer seelisch-geistiger Wirksamkeit. Rudolf Steiner spricht hier von einer echten Metamorphose der körperbezogenen Tätigkeit der Wesensglieder in eine seelisch-geistige, außerkörperliche, wie die Abbildung auf der nächsten Seite zeigt. Dort ist skizziert, wie sich diese Metamorphose im Laufe des Lebens vollzieht und mit dem Tod kulminiert, wenn die physische Organisation gänzlich von der Tätigkeit der Wesensglieder, d.h. von ätherischer, astralischer und Ich-Organisation verlassen wird. Nur der physisch-mineralische Organismus und dessen Gesetzmäßigkeiten bleiben im Tod erhalten, weswegen der Körper dann auch gemäß diesen Gesetzen zerfällt. Die ätherische, astralische und Ich-Organisation hingegen treten in ihre nachtodliche, «post mortem»-Existenz ein und sind damit auch die Voraussetzung für ein individuelles Weiterleben nach dem Tod, in dem die Erdenerfahrungen aufgearbeitet und ein nächster Entwicklungsschritt auf der Erde vorbereitet werden kann.

- Was als ätherische Organisation dem Physischen das Leben verleiht, tritt leibunabhängig als *«ewiges»* Gedanken*leben* auf.
- Was als astralische Organisation die belebte physische Organisation mit sensibler Innerlichkeit und Bewusstheit durchzieht und sie bis in ihre kleinsten Zellstrukturen hinein differenziert, erscheint außerkörperlich als differenzierte Gefühlswelt.
- Was als Ich-Organisation die menschliche Konstitution zum Träger des individuellen Geistes macht, erscheint außerkörperlich als «freier Wille», der sich nicht in Abhängigkeit vom Kraft- und Funktionszustand des Körpers erlebt.

Der Mediziner und Dichter Friedrich Schiller hat diesen Tatbestand philosophisch erfasst und in seinen Briefen zur ästhetischen Erziehung des Menschen dargelegt.[68] In seinem Drama Wallenstein lässt er den Protagonisten sagen: «Es ist der Geist, der sich den Körper baut!»[69]

Nachfolgende Abbildung möge dies verdeutlichen:

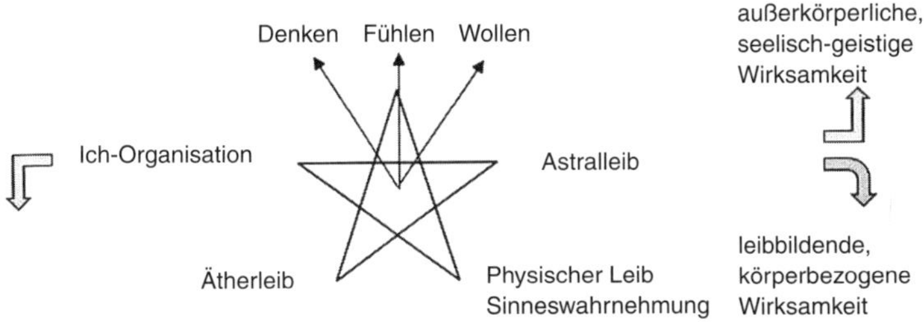

Körperbezogene und außerkörperliche Wesensglieder-Wirksamkeit

In der Embryonalentwicklung wird dies anschaulich. Dort gibt es durchweg drei zentral wichtige Prozesse:

1. Proliferation, d.h. Zellwachstum,
2. Differenzierung, d.h. alle Gewebe stammen vom selben (Stamm)Zelltyp ab und differenzieren sich dann in die verschiedenen Gewebearten,
3. Integration, d.h. Wachstum und Differenzierung müssen gut aufeinander abgestimmt ablaufen, damit es zu harmonischer Gestaltbildung kommen kann.

In anthroposophischer Interpretation impulsiert die ätherische Organisation das Wachstum, die astralische die Differenzierung und die Ich-Organisation die Integration.

Wodurch unterscheiden sich Denken, Fühlen und Wollen für das unmittelbare Erleben?

- Das Denken erscheint als «kreativ», als bildend, gestaltend und umgestaltend – entsprechend einem bildenden Künstler.
- Das Fühlen wird wie innere Musik erlebt – als Stimmung, differenzierendes Intervall, Klang und Resonanz, Dissonanz und Harmonie.
- Das Wollen vermittelt das Erleben von Identität, Konzentration, Kraftausdruck und Konsequenz.

Die Wesensglieder stehen aber auch untereinander in Wechselwirkung, wie nachstehende Skizze von Rudolf Steiner zeigt, in der er die Begriffe «-leib» statt «Organisation» verwendet:[70]

Der Ichleib gibt im	Physischen	:	die Form
	Ätherischen	:	innere Bewegung
	Astralischen	:	inneres Leben
	Geistigen	:	Beseelung
Der Astralleib gibt im	Physischen	:	Bewegung
	Ätherischen	:	Begehrung
	Astralischen	:	Gefühl
	Geistigen	:	Denken
Der Ätherleib gibt im	Physischen	:	Selbsterlebnis
	Ätherischen	:	Selbsterkenntnis
	Astralischen	:	Gefühl
	Geistigen	:	Denken

Der physische Leib gibt im	Physischen :	Egoität = *Insichsein*
	Ätherischen :	Vorstellung
	Astralischen :	Empfindung, Gefühl
	Geistigen :	Wahrnehmung

Die Skizze kann in dieser kleinen Schrift nicht eingehender erläutert werden. Das bedürfte einer gesonderten Publikation über die Wechselwirkungen der Wesensglieder untereinander. Da sie jedoch zum Nachdenken und für die Selbstbeobachtung anregend ist, sei sie hier wiedergegeben. Die nachfolgende Abbildung zeigt zusammenfassend das Wesensgliederwirken in vereinfachter Form im Kontext körperlicher und seelisch-geistiger Wirkungen:

Spirituelle Orientierung:
Die Art zu denken (leibfreier Ätherleib), zu fühlen (leibfreier Astralleib), zu wollen (leibfreie Ich-Organisation) dient der seelisch-geistigen Entwicklung und wirkt heilsam oder störend auf das körperliche Wesensgliedergefüge zurück.

Ich-Organisation: ermöglicht körperliches und geistiges Identitätserleben; leibfrei wirkt sie als Willenstätigkeit

Astralleib: ermöglicht Bewusstseinsbildung an der Grenze zwischen innen und außen, Innenraumerleben; leibfrei wirkt er als Empathie und Gefühlstätigkeit

Ätherleib: ermöglicht Aufbau- und Selbstheilungsprozesse; leibfrei wirkt er als Denktätigkeit

Physischer Leib: ermöglicht Individualisierung, «Egoitätserleben»; Wahrnehmung der «Sinnenwelt» mit Hilfe der Sinnesorgane und ihrer besonderen Bezogenheit zu Licht, Klang, Farben und anderen Eigenschaften der Umwelt

Die vier Wesensglieder in ihrer Bedeutung für das Zustandekommen basaler seelischer und geistiger Aktivitäten und ihrer Rückwirkung auf das körperliche Geschehen

Gesetzmäßigkeiten in der Embryonalentwicklung und die Wirksamkeit künstlerischer Therapien

Zu den Besonderheiten der embryonalen Entwicklung gehört ihre Ganzheitlichkeit und Gleichzeitigkeit. Wie aber wird dieser Prozess «dirigiert»? Ein zentrales «Regulator-Gen» konnte bisher trotz aller erdenklichen Mühe nicht gefunden werden. Vielmehr liegen sogar die genetischen Informationen eines bestimmten Organs, wie z.B. dem Auge, nicht, wie man vermuten würde, nahe beieinander, sondern sind sogar auf verschiedene Chromosomen verteilt. Wie bei einem Symphonie-Orchester, wo sich im Zusammenklang verschiedener Instrumente, die an unterschiedlichen Stellen auf der Bühne erklingen, erst die Musik ergibt, so vollzieht sich die Gestaltbildung. Angesichts dieser Tatsache bezieht Steiner klar Stellung und bezeichnet – wie im Vorangehenden bereits dargestellt – die Ich-Organisation selbst und ihre Gesetze als den Künstler, der die anderen Wesensglieder zum aufeinander abgestimmten Zusammenwirken aufruft:

- den physischen Leib in seiner räumlich-architektonischen Funktionalität;
- den Ätherleib in seiner proliferierenden, bildenden Tätigkeit, einem plastischen Künstler analog;
- den Astralleib mit seinen differenzierenden und polarisierenden Gesetzmäßigkeiten, dem Musiker entsprechend;
- die Ich-Organisation hingegen wie ein Sprachkünstler, der das Plastisch-Konsonantische und das Voka-

lisch-Sprachliche vermitteln und alle Gesetzmäßigkeiten integrieren kann.

Jedenfalls konnten bereits einige eindrückliche Forschungsergebnisse belegen, dass die künstlerischen Therapien nicht nur anregend auf die schöpferischen Fähigkeiten der Seele wirken, sondern auch regenerierend und ordnend auf die gesamte körperliche Konstitution (siehe Kap. Künstlerische Therapien).

Die Entwicklung des Denkens in Konkordanz mit der körperlichen Reifung und Alterung des Organismus

Die Abbildung auf der übernächsten Seite zeigt links die wichtigsten anatomisch-physiologischen Reifephasen des menschlichen Körpers parallel zur Entwicklung des Denkens, rechts die Stadien der Involution und des Alterns.

Nach der Geburt bis etwa zum 9. Lebensjahr steht die Entwicklung des Nervensystems und der Sinnesorgane im Vordergrund. Dann folgen die Organe der rhythmischen Funktionsordnung, deren Reifung – einschließlich der Frequenzabstimmung zwischen Atem- und Herzrhythmus – erst im Alter vom 15. bis 16. Lebensjahr abgeschlossen ist. Die längste Entwicklungszeit benötigt die volle Ausreifung des Skelettsystems zur Erwachsenenform samt der Stabilisierung der Stoffwechselvorgänge und des Hormonhaushalts. Diese sind erst bis etwa zum 20., 23. Lebensjahr voll ausgereift.

Steiners Konzept von der Wesensgliedermetamorphose aus der körperbezogenen in die körperunabhängige seelisch-geistige Tätigkeit bestätigt sich, wenn man diese Reifephasen des Körpers mit den zugehörigen alterstypischen Denkmustern vergleicht. So ist das Denken bis zum 9. Lebensjahr primär durch die aus dem Wachstumsprozess des Nerven-Sinnessystems frei werdenden Funktionsdynamiken geprägt. Exaktes Vorstellungsvermögen, Merkfähigkeit werden zunehmend präzise und wahrnehmungsgetreu. In der Pubertät hingegen kulminiert eine Denkaktivität, die nicht eine neue oder gar bessere Merkfähigkeit und Vorstellungstreue ermöglicht, sondern vielmehr die Art und Weise betrifft, *wie* man mit seinen Vorstellungen umgeht. Es tritt die Funktionsdynamik des dialektischen Denkens auf, das die Begabung hat, stets das Gegenteil von dem denken zu können, was ein anderer gerade vorbringt. Denken in Gegensätzen, das Erwachen am Widerspruch – es ist typisch für das Denken in der Pubertätszeit. Denn in dieser Entwicklungsepoche reifen das Herz-Kreislaufsystem und die Atmungsorgane, deren Funktionsweisen vom Gegensatz bestimmt sind.

Vom 15. Lebensjahr an tritt dann das typisch idealistische Denken des Jugend- und frühen Erwachsenenalters auf. Man lernt gedanklich «auf eigenen Füßen» zu stehen, seinen Standpunkt angemessen zu begründen, und erlebt die Begeisterung für Ideale. Das korreliert mit der jetzt stattfindenden Ausreifung der Stoffwechselorgane und des Gliedmaßensystems, die ihre Wachstumskräfte in die Denktätigkeit entlassen. Man «brennt» für etwas, kann für eine Sache voll «einstehen» und Verantwortung übernehmen. Die Eigenständigkeit des Denkens markiert die Emanzipation der

Wachstumskräfte aus dem Skelettsystem, wohingegen die geistige Brennwärme und Kreativität dem Reifwerden der Stoffwechselorgane zu verdanken ist.

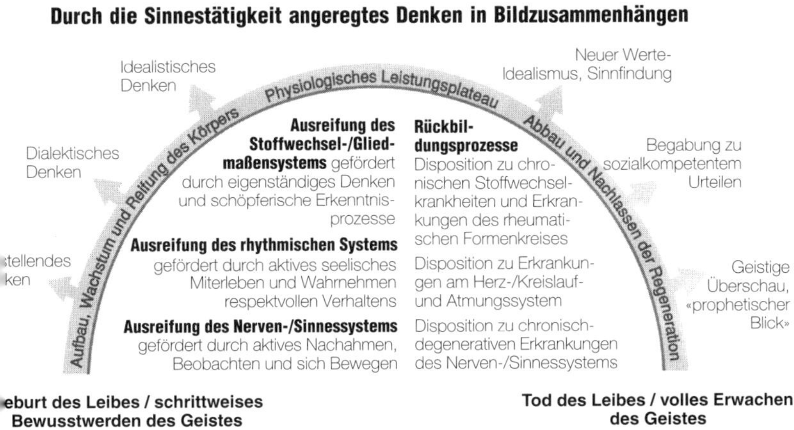

Durch die Sinnestätigkeit angeregtes Denken in Bildzusammenhängen
Idealistisches Denken
Physiologisches Leistungsplateau
Neuer Werte-Idealismus, Sinnfindung
Dialektisches Denken
Aufbau, Wachstum und Reifung des Körpers
Ausreifung des Stoffwechsel-/Gliedmaßensystems gefördert durch eigenständiges Denken und schöpferische Erkenntnisprozesse
Ausreifung des rhythmischen Systems gefördert durch aktives seelisches Miterleben und Wahrnehmen respektvollen Verhaltens
Ausreifung des Nerven-/Sinnessystems gefördert durch aktives Nachahmen, Beobachten und sich Bewegen
Rückbildungsprozesse Disposition zu chronischen Stoffwechselkrankheiten und Erkrankungen des rheumatischen Formenkreises
Disposition zu Erkrankungen am Herz-/Kreislauf- und Atmungssystem
Disposition zu chronisch-degenerativen Erkrankungen des Nerven-/Sinnessystems
Abbau und Nachlassen der Regeneration
Begabung zu sozialkompetentem Urteilen
Geistige Überschau, «prophetischer Blick»
eburt des Leibes / schrittweises Bewusstwerden des Geistes
Tod des Leibes / volles Erwachen des Geistes

Aufbau- und Abbauvorgänge im menschlichen Organismus und die ihnen entsprechenden Reifungsschritte des Gedankenlebens

Interessant ist jetzt, dass sich in der zweiten Lebenshälfte diese drei kardinalen Organsysteme in umgekehrter Reihenfolge wieder zurückbilden – begleitet vom Auftreten neuer schöpferischer Denkmöglichkeiten und leichter Degenerationserscheinungen bis hin zur Manifestation typischer chronischer Krankheiten im Verlaufe des Alterns:

Zwischen dem 40. und 50. Lebensjahr tritt bei der Frau in der Regel die Menopause ein. Männer und Frauen erleben jedoch in ähnlicher Weise ein Nachlassen ihrer vollen Kraft im Bereich der Stoffwechselorgane und des

Gliedmaßensystems. Es zeigt sich dies unter Umständen auch in Form des Erstauftretens einer chronischen Erkrankung in diesen Bereichen. Es kann eine Erkrankung aus dem rheumatischen Formenkreis sein, es können Gallen- oder Nierensteinbeschwerden sein, ein metabolisches Syndrom oder Diabetes mellitus Typ 2.

Gedanklich geht damit jedoch in der Regel des ungeachtet einher, dass ein neuer Idealismus erwacht, Lebensformen und Werte hinterfragt werden, man sich beruflich verändern oder auf andere Weise «neu beginnen», endlich wirklich das *eigene* Leben leben möchte.

Zwischen dem 50. und 60. Lebensjahr beginnt das Rhythmische System zu altern. Bei entsprechender Disposition treten Bluthochdruck, Herzrhythmusstörungen, Chronifizierung von Lungenerkrankungen auf. Gedanklich hingegen stellt sich ein objektiveres, reifes Urteilsvermögen ein, die Fähigkeit, Gegensätze vermitteln und bewusst abwägen zu können.

Zwischen dem 60. und 70. Lebensjahr häufen sich dann erstmals Degenerationserscheinungen an den Sinnesorganen und am Zentralnervensystem, deren Beginn in diesem Lebensalter im Vordergrund steht, mit der eventuellen Manifestation chronischer Krankheitsprozesse. Umso erstaunlicher ist es, dass dieser Lebensphase normalerweise keine geistige Leistungsminderung parallel geht. Auch wenn zusammen mit den Sinnesorganen das Gehirn ebenfalls nachweislich altert und messbar an Substanz verliert, kann dieser Vorgang dennoch mit geistiger Frische, neuen Perspektiven und Sichtweisen einhergehen. Nicht nur, dass die Plastizität und Kompensationsfähigkeit des Nervensystems bis ins hohe Alter erhalten bleiben – es werden auch weitere Bildekräfte frei, die aus den Abbauvorgängen dieser Organsysteme stammen. Dadurch treten neue Vorstellungsmöglichkeiten auf und eine größere Fähigkeit zu gedanklicher Überschau, selbst wenn einen das Kurzzeitgedächtnis manchmal etwas im Stich lässt. Nur im Falle einer Demenzerkrankung – was aber grade kein «gesundes Altern» ist, sondern eine Erkrankung des Nervensystems – ist dies natürlich anders. Dennoch muss man auch in diesem Krankheitsfall davon ausgehen, dass die körperunabhängigen Gedanken-, Gefühls- und Willenskräfte der so Erkrankten durchaus «da» sind. Nur ist die gesunde Gehirnfunktion nicht mehr vorhanden als Grundlage für ein selbstbewusst geführtes und geordnetes Vorstellen von Gedanken, Gefühlen und Willensimpulsen. Umso wichtiger ist es, neue Kommunikationsformen zu entwickeln, indem man mit diesem real vorhandenen Geistigen rechnet und der Betroffene dies spüren kann.

Die menschliche Entwicklung vollzieht sich offensichtlich nicht linear, sondern spiegelbildlich an der biologischen Lebensmitte. Daraus lässt sich ersehen, dass die Art und Weise, wie die Entwicklung durch Kindheit und Jugend sich vollzogen hat, bestimmend für den Schweregrad der Ausprägung chronischer Erkrankungen und Verschleißerscheinungen im Alter ist. Diese Betrachtungsart eröffnet ein neues, sehr konkretes Verständnis von primärer Prävention und Krankheitsvorbeugung. Diese erscheinen in erster Linie als eine Erziehungsfrage (siehe Seite 94 ff.): Je gesünder der Prozess der «Inkarnation», d.h. von Wachstum und

Entwicklung in Kindheit und Jugend erfolgen konnte, desto harmonischer kann sich auch der Prozess der Involution, des Alterns, der «Exkarnation» vollziehen. Die Waldorfpädagogik ist diesem Präventionsgedanken und der darauf aufbauenden gesundheitsfördernden Erziehung verpflichtet, weswegen auch dem von Rudolf Steiner konzipierten Beruf eines Kindergarten- und Waldorfschularztes eine wichtige Aufgabe im Lehrerkollegium und Schulalltag zukommt.[71,72,73,74]

Berührend ist aber auch, wenn man in diesem Zusammenhang Schilderungen von Nahtoderlebnissen zur Kenntnis nimmt. Denn hier wird übereinstimmend dargestellt, wie der sich in Todesnähe befindende Mensch – sei es durch Schock, Trauma oder Operation – mit einem Male wie von oben sieht und außerkörperlich bewegen kann. Als hätte sich der größte Teil des vergänglichen Körperlebens in das helle, dauerhafte Gedanken-, Gefühls- und Willensleben umgewandelt.[75,76] Der Betreffende erlebt sich außerkörperlich und unabhängig von räumlichen Begrenzungen. Was vom Aspekt des Körpers als Sterbevorgang anmutet, wird geistig als Neugeburt für ein Leben im Geist erlebt. Pim von Lommel, der als Kardiologe viel Erfahrung mit der außerkörperlichen Erfahrung seiner Patienten hat, prägte dafür den Begriff des «endlosen Bewusstseins».[77,78]

Gesundheit und Krankheit

Gesundheit ist nicht Abwesenheit von Krankheit. Vielmehr ist sie das Ergebnis einer täglichen Auseinandersetzung zwischen den Schädigungen, denen der Organismus ausgesetzt ist, und seinen Kompensationsmöglichkeiten. Je stärker die sogenannten Selbstheilungskräfte und die Immunkompetenz des Organismus sind, desto robuster ist der Gesundheitszustand. Krankheit und Heilung stehen sich als Gegensätze gegenüber – Gesundheit ist der labile Gleichgewichtszustand dazwischen. Welche Kränkungen aus der Umwelt, durch seelische Überforderungen oder auch durch Autoaggression und Selbstkränkung auf den menschlichen Organismus einwirken – krank wird er nur, wenn er diesen Einflüssen nicht genügend aufbauende, heilende Aktivitäten entgegensetzen kann.

Warum erkrankt der Mensch? So fragen die Begründer der Anthroposophischen Medizin im zweiten Kapitel ihres gemeinsam verfassten Buches «Grundlegendes für eine Erweiterung der Heilkunst nach geisteswissenschaftlichen Erkenntnissen».[79] Die Antwort ist so klar wie erstaunlich: Der Mensch erkrankt, weil er nicht nur ein Naturwesen ist, sondern auch ein individuelles Seelen- und Geistesleben besitzt.

Tiere, die zwar ebenfalls beseelt sind, jedoch über kein individualisiertes, selbstbewusstes und selbstverantwortetes Geistesleben verfügen, sind demgegenüber normalerweise nicht von Krankheiten betroffen. Dies tritt nur ein, wenn das ökologische Gleichgewicht gestört ist, und führt dann auch bald zum Tod der davon Betroffenen. Tiere werden nur von Menschen zum Tierarzt gebracht. Dementsprechend hat sich auch eine anthroposophische Tierheilkunde entwickelt.[80,81,82] In der Natur hingegen sorgt das ökologische Gleichgewicht für die Erhaltung der Arten und für ein rasches Sterben, wenn dieses Gleichgewicht gestört ist. So ist es der Würde des Tieres angemessen und eine alte Kulturgewohnheit, Tieren den raschen und möglichst schmerzlosen Gnadentod zu geben, wenn sie schwer verwundet oder leidend sind. Beim Menschen ist dies anders. Hier wird alles getan, das Leben zu erhalten und den Menschen auch durch unter Umständen lange Krankheitsphasen zu begleiten. Warum ist das so? Menschen können Leid und Schmerz bewusst verarbeiten und dadurch Erfahrungen machen, die sie in ihrer Entwicklung weiterbringen. Tiere hingegen sind dem hilflos ausgeliefert – ohne jede Möglichkeit, sich mit Hilfe eines reflektierenden Bewusstseins distanzieren oder daraus lernen zu können.

Der Zoologe Friedrich Kipp ist in seinem Buch «Die Entwicklung des Menschen im Hinblick auf seine lange Jugendzeit» diesem Unterschied zwischen Tier und Mensch evolutionsbiologisch nachgegangen.[83] Er zeigt auf, dass der Mensch eine im Vergleich zu den Säugetieren charakteristisch lange Kindheit und Jugend hat, mit einer ausgedehnten Spiel- und Lernphase, wodurch seine Fähigkeit, sich lebenslang ändern und anpassen zu können, entscheidend unterstützt wird.

Für das menschliche Selbstverständnis ist es daher auch entscheidend, sich einmal klarzumachen, dass der Mensch nicht – wie es die darwinistische Evolutionstheorie zu belegen versucht – «vom Affen abstammt». Vielmehr zeigen die Bilder der Embryonalentwicklung der Säugetiere phänotypisch eine andere Entwicklungsperspektive: Die Tiere stammen in ihrer embryonalen

Bildegestik *vom Menschen* ab. Sie zeigen am Anfang ihrer Entwicklung Formen und Eigenschaften, die der Mensch lebenslang beibehält. Danach erfolgt die Spezialisierung zur tierischen Körperform. Tiere sind körperlich und seelisch spezifisch entwickelt und perfekt in ihrer instinktgesteuerten Lebensweise. Nicht so der Mensch. Ärzte machen gerade da ihren größten Umsatz in der Krankenversorgung, wo es um das «Natürlichste» geht, weil nicht einmal dies für uns «naturgegeben» ist, sondern gelernt werden muss: sich gesund zu ernähren, genügend zu bewegen und sexuell so zu betätigen, wie es für die Beteiligten stimmig ist. Tiere haben ihre natürlichen, gesunden Lebensweisen instinktiv zur Verfügung. Für den Menschen sind zentrale Fragen menschlicher Werte und Kultur damit verbunden. Jeder ist gefragt, für sich selbst herauszufinden, was zu ihm passt und wie er den anderen verstehen kann. Nicht einmal «Menschlichkeit» entsteht «von Natur aus». Sie ist eine vom Menschen zu erringende Kulturleistung, die nicht per Instinkt oder «antrainiert» erworben werden kann. Vielmehr entsteht sie nur dann und wird als «echt» empfunden, wenn sie individuell gewollt und entwickelt wird. So ist es auch nur der Mensch, der im Erleben von Krankheit Erfahrungen macht, die ihm auch die Möglichkeit geben, in der Pflege von Kranken und im Erleiden von Schwäche und Schmerz seelisch zu reifen und neue, insbesondere soziale Fähigkeiten zu erwerben. Auf eine Kurzformel gebracht, können wir sagen: Durch Leid und Schmerz ist es keinem Tier – Hund, Pferd, Vogel oder Fisch – gegeben, «hundiger», «pferdiger», «vogeliger» oder «fischiger» zu werden. Nur der Mensch kann dadurch «menschlicher» werden. Daher ist es sinnvoll, dass nur bei ihm die Möglichkeit auftritt, z. B. mit Krankheiten geboren zu werden, mit ihnen zu leben und durch sie zu lernen und Anstöße zur Entwicklung zu erhalten. Das Tier ist von Natur aus in seiner jeweiligen Lebensform vollkommen. Der Mensch hingegen bleibt lebenslang etwas «kindlich» und «im Werden» begriffen. Ja, mehr noch. Es ist erschütternd zu sehen, wie Säugetiere im Laufe ihrer Embryonalentwicklung und ersten Entwicklungszeit nach der Geburt – wie in der folgenden Abbildung gezeigt – dem Menschen ähneln. Solange sie noch in Entwicklung begriffen sind, tragen sie menschliche Züge. Diese schwinden dann rasch im Zuge der körperlichen Reifung zur typisch tierischen Perfektion und Spezialisierung aufgrund der angeborenen Instinktsicherheit.[84]

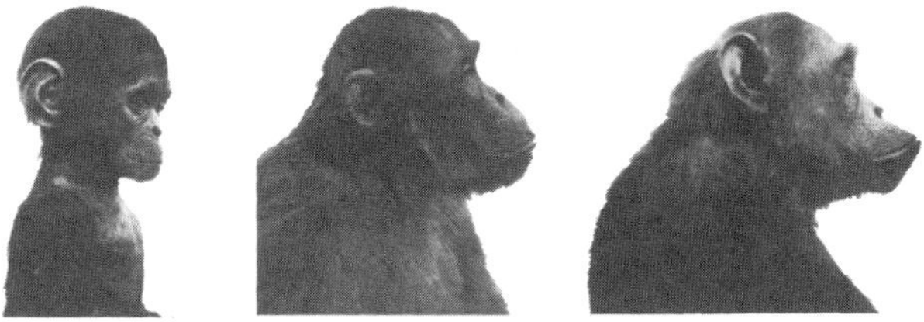

Entwicklungsreihe eines Schimpansenkopfes von der Geburt bis zur Geschlechtsreife

Die hier abgebildeten Entwicklungsstadien eines Schimpansenkopfes und eines Vogelflügels zeigen das Menschenähnliche unverkennbar, je jünger das Tier ist.

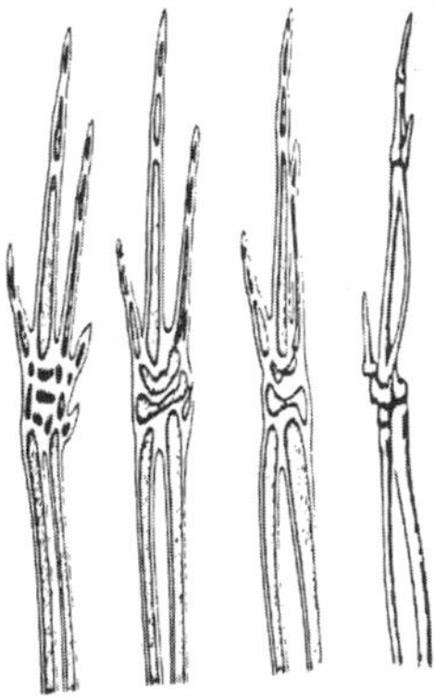

Entwicklungsstadien aus der Embryonalentwicklung eines Vogelflügels

Dasselbe weisen die embryonalen Entwicklungsstadien der Säugetiere und Vögel auf. Erst im Laufe ihrer körperlichen Reifung spezialisieren sie sich zur typischen Tierform. Das heißt also, dass sie phänotypisch vom Menschen abstammen. Anfangs zeigt die Embryonalentwicklung des Vogelflügels noch die fünfstrahlige menschenähnliche Hand. Dann differenziert sich das Flugskelett des Flügels heraus. Während die Menschenhand mit Hilfe des Beobachtens und Denkens ihre möglichen Geschicklichkeiten erst erlernen muss, kann der Vogel, sobald die Flügel ausgereift sind, mit nur wenig Übung perfekt fliegen. Für das, was dem menschlichen Körper und seinen Organen an Spezialisierung und Perfektionierung fehlt, dafür hat er *außerkörperlich* seine Seelenfähigkeiten im Denken, Fühlen und Wollen zur Verfügung. Er verzichtet sozusagen auf seine körperliche «Perfektionierung» und Spezialisierung, um kindlich-beweglich zu bleiben und ein Werdendes – das eigene Ich-Wesen, als Quelle seiner autonomen Selbstwerdung – aufnehmen und *rein geistig* betätigen zu können.

Selbstbestimmt und frei von Naturzwängen kann er dann ausbilden, was er technisch oder künstlerisch schaffen möchte. Er ist auf Selbstentwicklung hin veranlagt. Körperlich hingegen behält er im Vergleich zu den Tieren eine unspezialisierte, embryonal-kindliche Form bei. Dies hat auch entsprechende Konsequenzen für die Erziehung: Kinder, die ausgiebig spielen und kreativ sein durften, bleiben in der Regel auch bis ins hohe Alter beweglich und schöpferisch. Je früher hingegen die Kinder in Kindergarten und Schule spezialisiert, konditioniert und «verschult» und damit «festgelegt» erscheinen, desto gefährdeter sind sie, später unschöpferisch, angepasst und früher «alt» und eher krank zu sein.

Warum erkrankt der Mensch? Er erkrankt, weil er eine Seele *und* einen Geist besitzt, die er handhaben lernen muss – denn seine Entwicklung ist störanfällig –, weil er nicht nur freiheits-, sondern auch irrtumsbegabt ist. Gesundheit ist «Stimmigkeit», bedeutet Integration und Gleichgewicht. Krankheit hingegen zeigt sowohl Unstimmigkeiten, Isolations- und Dissoziationsphänomene als auch Prozesse der Desintegration auf.

Schlafen und Wachen und das Entstehen von Krankheit

Die nachstehende Grafik zeigt die Arbeitsweise des Ätherleibes bei Tag und bei Nacht. Im Wachzustand dient der Ätherleib der Sinneswahrnehmung, der Vorstellungsbildung und der außerkörperlich-geistigen Denktätigkeit. Im Schlaf hingegen regeneriert er insbesondere das Nervensystem und die Sinnesorgane, die er im Wachen durch die Inanspruchnahme «von außen» in der Vorstellungs- und Sinnestätigkeit abgenützt hat. Der damit einhergehende rhythmische Funktionswechsel von außen (Wachen) – von innen (Schlafen) ist zugleich der Schlüssel zum Verständnis davon, *wie Krankheit entsteht:*

Wenn das Ich bei Tag warmherzig und begeistert im Gedankenorganismus tätig war, dann bringt es aufbauende, lebensfördernde Nachwirkungen aus dem Gedankenleben mit in das nächtliche Regenerationsgeschehen. War das Denken jedoch primär nur an den materiellen Gegebenheiten des Lebens orientiert

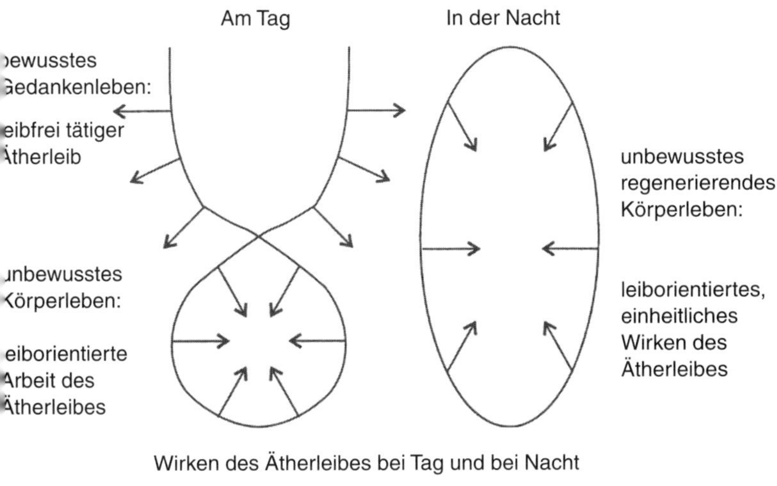

Wirken des Ätherleibes bei Tag und bei Nacht

und relativ unabhängig vom Gefühlsleben, so nimmt es die Nachwirkungen *dieser* Denktätigkeit mit in die Nacht.[85]

Nacht für Nacht können sich so die Nachwirkungen des Gedankenlebens auf die Vitalität des Organismus belebend und ordnend oder aber weniger regsam und störend auf die Regenerationsvorgänge im Körper auswirken. Je nach Schicksalssituation, je nach Konstitution und Lebensumständen, wird dies jedoch die notwendige zusätzliche Stärkung bringen, die ein bestimmter Mensch für sein Leben von Tag zu Tag braucht, oder sie werden allmählich zum Anlass dafür, dass eine individuell erworbene, «schicksalhafte Krankheit» entstehen kann.

Vom Sinn typischer Krankheiten im Lebenslauf – Krankheit und Schicksal

Die nachstehende Abbildung zeigt zwei quergezeichnete menschliche Körper auf einem auf- und absteigenden Bogen. Beide sind am Anfang und am Ende kopfbetont, die Gliedmaßen stehen sich gegenüber. Der linke, aufsteigende Halbbogen zeigt den Reifungsprozess des Körpers bis hin zum Ausgewachsensein. Der rechte hingegen (und die rechte Kurve) bildet den Prozess des Alterns, der Involution, bis hin zum Tod ab.

Die hier markierten drei Lebensphasen des Körpers: Wachstum, «bestes Alter» – mit Bezug auf körperliches und seelisch-geistiges Leistungsvermögen – und langsamer körperlicher Verfall durch Alterungsprozesse, sind begleitet durch drei typische Krankheitsgruppen, die

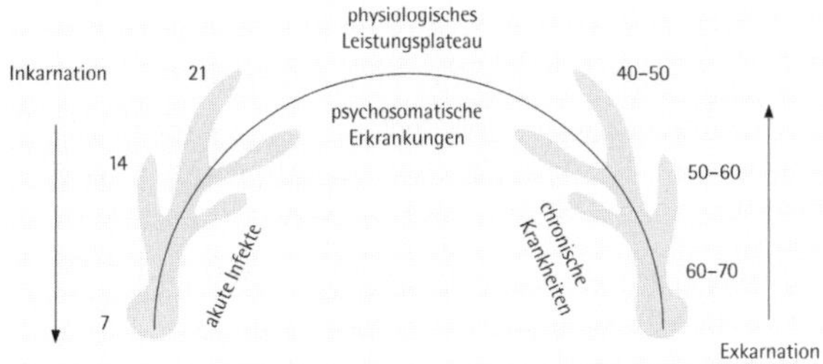

Typisch biografische Krankheitsformen

auch solche Menschen nicht ganz verschonen, die sagen, dass «sie immer ganz gesund gewesen» seien. Denn auch wer sich an keine eindrucksvolle Kinderkrankheit erinnern kann, hatte in seiner Kindheit einmal Husten, Schnupfen, Heiserkeit, Durchfall oder eine Nahrungsunverträglichkeit. Wir nennen dies banale Infekte, weil sie folgenlos abheilen und man sie daher leicht vergisst. Diese banalen Infekte sind aber unbedingt nötig, damit das Immunsystem des heranwachsenden Körpers lernt, sich mit der Umwelt auseinanderzusetzen und an diese anzupassen. Mit vielen Bakterien und Viren setzen wir uns unbemerkt auseinander – man nennt dies «stille Feiung» –, andere erzeugen vorübergehend einen solchen banalen Infekt. Die Immunkompetenz wird durch Infekte im Kindesalter und sinnvoll eingesetztes Impfen verstärkt.[86,87] Das ist der «naturgegebene Sinn» von akuten Infekten.

In der mittleren Lebenszeit lernen wir etwas anderes. Akute Infekte sind in dieser Zeit nicht mehr «normal». In der Regel ist der Mensch jetzt körperlich belastbar und gesund. Typisch sind nun andere Störungen des Wohlbefindens: situationsbezogene Schlafstörungen, Appetitprobleme, Magendrücken, Herzstiche, Unwohlsein, schlechte Stimmung, ein Gefühl von Schwäche oder Kraftlosigkeit – sogenannte psychosomatische Beschwerden. Sie sind charakteristisch für die Zeit zwischen dem 20. und 40. Lebensjahr, manchmal dauern sie auch etwas länger an, weil wir hier lernen müssen, mit unserer *psycho-sozialen* Umwelt in Familie und Beruf zurechtzukommen. Wir bemerken dann, dass wir *seelisch* noch nicht «immun» sind. Vielmehr sind wir verletzlich, angreifbar und labil. Wir haben noch nicht genügend gelernt, wie man angemessen auf Unverschämtheiten reagiert, wie man Unangenehmes verarbeitet, wie man sozusagen psycho-sozialem Stress mit einem guten «seelischen Immunsystem» begegnen kann. Geht man wegen einer solchen Störung zum Arzt, so wird er entweder sagen: Körperlich sind Sie gesund, Ihre Beschwerden sind psychisch bedingt. Oder: Ja, Sie haben eine vegetative Dystonie, Sie haben funktionelle Beschwerden, es ist zum Glück nichts Schlimmes, keine manifeste körperliche Krankheit – aber: Sie müssen etwas für sich tun. Und dann ist – neben einer unterstützenden Therapie mit Naturarzneimitteln – Selbstcoaching angesagt. Anthroposophische Ärzte empfehlen z. B. die Lektüre des Selbstschulungsbuches von Rudolf Steiner «Wie erlangt man Erkenntnisse der höheren Welten?», oder sie schlagen vor, dass der Patient zu einem Biografieberater, Kunsttherapeuten oder einer anderen guten Lebensstilberatung gehen möge. Denn jetzt ist seelische Immunisierung notwendig – ohne dabei «zu verhärten», gleichgültig zu werden und die Dinge laufen zu lassen. Wird das nicht beachtet, gelingt die notwendige Selbstschulung nicht, so ist der weitere Lebensweg durch immer wiederkehrende Unpässlichkeiten und Krisen gezeichnet, weil man das, was seelisch bewältigt werden müsste, «somatisiert» und damit körperlich – am falschen Ort – auf dem Krankheitsweg verarbeitet. Die häufigste Ursache der heute so weitverbreiteten Tablettenabhängigkeit ist hierin zu suchen. Was einem an selbstwirksamer Schulung nicht möglich scheint, wird durch Medikamente zu ersetzen versucht. So kommen Schlaftabletten, Schmerztabletten, Unwohlseintabletten, Kopfwehtabletten, euphorisierende Tabletten, Tabletten für die Konzentration zum Einsatz. Man ersetzt die notwendige *Selbstentwicklung* durch symptomatisch wirkende Arzneimittel. Leider werden durch dieses Vorgehen nicht nur mögliche Schädigungen durch unerwünschte Nebenwirkungen aufgrund dieser Medikamente in Kauf genommen, sondern auch die steigenden Gesundheitskosten.

Der dritte Lebensabschnitt, der den absteigenden Bogen in der obigen Skizze markiert, zeigt Beginn und Lokalisation von alterstypischen chronischen Beschwerden (siehe Seite 57 ff.). Durch sie wird ein «geistiger» Lernprozess angestoßen, der nicht so einfach zu beschreiben ist.

Wer an einer chronischen Erkrankung leidet, lernt das folgende Gefühl kennen: Von jetzt an wirst du nie mehr ganz gesund sein! Du wirst bis zum Ende deines Lebens krank, eingeschränkt oder zumindest etwas beeinträchtigt sein. Man könnte ein bisschen humorvoll äußern, dass chronische Krankheiten die allerbesten Freunde seien, weil sie einem bis zum letzten Atemzug treu bleiben. Das Märchen der Brüder Grimm, «Die Boten des Todes», erzählt davon. An dessen Ende stellt sich heraus, dass die chronischen Krankheiten eben die Boten waren, die den Tod ankündigten, die helfen wollten, dass man sich rechtzeitig auf das Lebensende vorbereitet. In diesem Lebensabschnitt geht es um die «geistige Immunisierung». Wenn ich auf den Tod und den Zeitraum danach zugehe, wird eines deutlich: Mein individueller Leib und auch mein seelisches Erleben, so, wie es durch den Leib ermöglicht wird, sie werden mit dem Tod verschwinden. Mein seelisch-geistiges Wesen – mit seinem Denken, Fühlen und Wollen – muss sich in absehbarer Zeit in der außerkörperlichen Welt zurechtfinden. Von jetzt an muss ich mich auch geistig orientieren lernen. Sich klarzumachen, was es bedeutet, das Erleben am vertraut gewordenen physischen Leib nicht mehr zu haben, ist eine ähnlich dramatische Metamorphose – nur umgekehrt –, wie es der langsame Gewöhnungsprozess war, der einen aus der vorgeburtlichen geistigen Lebenswelt durch Empfängnis, Geburt und Kindheit zur Identifikation mit dem eigenen Körper geführt hat. Der Dichter Novalis hat dies einmal so formuliert, dass, wenn ein Geist stirbt, ein Leib geboren werde; und wenn ein Körper stirbt, werde ein Geist geboren.

Wer sich mit dem sogenannten außerkörperlichen seelischen Erleben, dem «ewigen Bewusstsein» oder «ewigen Leben» nach dem Tode bereits während seiner Lebenszeit auf der Erde auseinandersetzt, kann gelassen diesem Schritt über die Grenze des sinnlich Gegebenen entgegensehen. Geschieht dies nicht, so läuft man Gefahr, Angst vor dem Tod zu haben oder aber sich mit der Vorstellung zu beruhigen, «dass dann sowieso alles aus sei». Chronische Krankheiten provozieren diese innere Auseinandersetzung. Wer sie jedoch vermeidet, greift auch eher zu alkoholischen Getränken oder gewöhnt sich an die dauerhaft möglichen Ablenkungen aus der Unterhaltungsindustrie. Was dann aber unterbleibt, ist, das eigene geistige Entwicklungspotenzial zu seinem Lebensbegleiter zu machen. Wenn wir uns jedoch auf dieses Potenzial besinnen, das jeder Mensch besitzt, auch wenn er sich bisher nicht dafür interessierte, dann lernen wir, uns geistig zu immunisieren. Dann wird das Zugehen auf den Tod zu einem geistigen Reifungsprozess, der mit der sogenannten «Geistgeburt im Sterben» seinen – vorläufigen – Abschluss findet. Der Dichter Rainer Maria Rilke (1875–1927) hat hierzu ein Gebet geschrieben:

O Herr, gib jedem seinen eignen Tod.
Das Sterben, das aus jenem Leben geht,
darin er Liebe hatte, Sinn und Not.

Denn wir sind nur die Schale und das Blatt.
Der große Tod, den jeder in sich hat,
das ist die Frucht, um die sich alles dreht.[88]

Im christlichen Kontext heißt das: «Selig sind die Toten, die in dem Herrn sterben von nun an.»[89] Oder auch: «Wer nicht stirbt, bevor er stirbt, der verdirbt, wenn er stirbt.»[90] So, wie es die erste Geburt aus dem Mutterleib und die zweite Geburt «aus Wasser und Geist»[91] gibt, so gibt es auch den Tod des Körpers und den des *Selbst*bewusstseins – den Tod der Seele. Das heißt, die Seele verliert nach dem Tod ihr geistiges Bewusstsein und «schläft», bis sie sich wieder verkörpert und neu durch die Selbsttätigkeit im Körper zum Selbstbewusstsein erwacht. Das heißt, wer sich nicht während des Lebens ein *individuelles Bewusstsein* von seiner geistigen Existenz erarbeitet, kann dieses auch nicht mit über die Todesschwelle nehmen (siehe Seite 27).

Neben den hier genannten drei alterstypischen Krankheitsgruppen im Verlauf des Lebens: akut – psychosomatisch – chronisch, gibt es aber auch altersuntypische, «schicksalshafte» Erkrankungen. Diese Krankheiten treffen diesen oder jenen Menschen meist unerwartet – manchmal schon vom Mutterleib an. Sie scheinen zum persönlichen Schicksal gehörig, das man als unausweichlich erlebt, mit dem man sich konfrontiert sieht und das nur einen Sinn ergibt, wenn man es vor dem Hintergrund eines positiven Schicksalsverständnisses betrachten kann.

Schicksal und Wiederverkörperung

Bernd Rosslenbroich hat in der bereits genannten Studie dargelegt, dass der Evolution der Arten ein durchgängiges Prinzip innewohnt, das in der Entwicklung des Menschen gipfelt: das Prinzip zunehmender Autonomie. Damit ist aber auch das Dilemma des Menschen angesprochen. Der Mensch ist zwar zur Freiheit veranlagt – doch erlebt er auf Schritt und Tritt, wie schwer es ist, von dieser Freiheitsmöglichkeit einen konstruktiven, selbstbestimmten Gebrauch zu machen. Immer wieder erleben wir Ohnmacht, Abhängigkeit oder bemerken zu spät, dass wir eine falsche Entscheidung getroffen haben. Wir wünschen uns das, was uns fehlt und was wir in diesem Erdenleben sicher nicht erreichen werden. Oder wir können von einer Begabung, die wir haben, keinen rechten Gebrauch machen. Auch wenn wir viele Freiheitsgrade haben, gelingt vieles nicht oder es will sich die Freude über Erreichtes nicht einstellen, weil wir eigentlich doch anderes bezwecken wollten. *Dieses eine Erdenleben* ist limitiert und zeigt uns auf Schritt und Tritt auch unsere eigenen Limitationen. Es war Emil Bock, der sich als Erster auf die Suche nach Persönlichkeiten im (mittel)europäischen Kulturraum machte, die davon überzeugt waren, dass der Mensch nicht nur einmal lebt. Er fand diese Auffassung – glaubensunabhängig – bei all den Menschen, die über die Tatsache eingehend nachgedacht hatten, dass der Mensch sich individuell entwickelt.[92]

Was Bock dabei faszinierte, war, dass eigentlich jeder, der erkennt, dass sich der Mensch nicht nur körperlich, sondern auch seelisch und geistig entwickelt, früher oder später darauf kommen muss, dass schon aus diesem Grund *ein* Erdenleben allein niemals ausreichen kann, um wirklich Mensch, bzw. «man selbst», zu werden. Es braucht vielmehr eine große Anzahl sehr unterschiedlicher Lebensläufe, um auch nur annähernd den Grad an Freiheit, Würde, Selbstachtung, Respekt, Verständnis, Toleranz, Sozialkompetenz und Empathie zu erlernen, die ihn als «guten Menschen» legitimieren. Was weiß man denn schon vom Menschsein, wenn man nur *einmal* als Mann *oder* Frau lebte, wenn man naturverbunden, in der Großstadt, in diesem oder jenem armen oder reichen Milieu verkehrte, wenn man in leitender Stellung, als Hilfsarbeiter, in diesem oder jenem Beruf oder arbeitslos sein Leben verbrachte? Wie menschlich qualifiziert ist man infolge eines Lebens als Wissenschaftler, Künstler oder in der Wirtschaft Tätiger – ob kulturschaffend oder umweltzerstörend – im Krieg oder in Friedenszeiten? Und wie ist es, wenn man einer bestimmten religiösen Gemeinschaft angehört oder gar keiner Wertegemeinschaft? All diese Lebens- und Schicksalsbedingungen bewirken, dass sich bestimmte menschliche Fähigkeiten entwickeln können – andere hingegen nicht.

Im Gegensatz zu den Arten im Tierreich hat jeder Mensch seine eigene, besondere Art, zu existieren und sich zu entwickeln – weil er sein eigenes und einmaliges Schicksal hat. Das gilt sogar für eineiige Zwillinge, die dasselbe Erbgut haben und meist auch im selben Milieu groß werden. Ihre Schicksale sind dennoch verschieden. Sie leben in unterschiedlichen Partnerschaften, oft auch an verschiedenen Orten und in unterschiedlichen Berufen und so weiter. Durch ihr eigenes Schicksal werden sie dieser eine besondere Mensch, den es nur einmal unter 7 Milliarden auf der Erde gibt. Wenn also jeder Mensch das Recht, ja sogar die Pflicht hat, sich als Mensch zu entwickeln, wirklich «Mensch» zu werden, dann muss es auch die Fortsetzung und Weiterentwicklung der Schicksalsgegebenheiten durch viele Erdenleben hindurch geben. Das bedeutet aber auch, dass wir im Erleben unseres Schicksals letztlich allein sind, auch wenn wir viele Freunde und Bekannte haben. Denn keiner erlebt und existiert in genau derselben Art wie wir.

Damit haben wir auch für uns selbst den eindeutigen Hinweis darauf, dass wir zur Autonomie veranlagt sind. So schmerzlich das Einsamkeitsgefühl auch immer wieder sein mag, das uns unser einmaliges und individuell zu durchlebendes Schicksal beschert, es macht uns dafür bewusst, dass wir letztendlich auf unser Gewissen angewiesen sind, unsere innere Stimme, wenn wir unsere Freiheit wahren und nicht von Familie, Freunden, Beratern und Autoritäten abhängig sein wollen. Dieser Freiheitsmöglichkeit ist es dann auch geschuldet, dass wir uns abgrenzen können, uns entziehen oder auch Menschen mit unserer Durchsetzungskraft überwältigen können, womit wir andere verletzen oder schädigen, oft ohne dies zu bemerken.

Somit ist es verständlich, dass die Schicksalsgegebenheiten und die Existenz unserer einmaligen Persönlichkeit auch eine schmerzhafte Konsequenz haben können: Wir müssen immer wieder erleben, dass wir entweder in diesem oder einem späteren Erdenleben mit den Folgen unserer Taten konfrontiert werden, mit dem, was wir anderen Menschen und unserer Umwelt angetan haben. Diese Folgen können sich an unserem eigenen Körper, im seelischen Erleben oder durch Schicksalsereignisse zeigen, deren Ursachen wir nicht ohne weiteres verstehen und deshalb «Zufälle» nennen. Dadurch ist die Möglichkeit gegeben, dass sich nicht nur unsere Freiheitsfähigkeit entwickeln kann, sondern auch die soziale Seite der Ich-Kompetenz: die selbstlose Liebe. Die Evangelien des Neuen Testaments drücken diese Chancen und Risiken der Ich-Kompetenzentwicklung am tiefgründigsten in Worten aus. So lesen wir z.B. bei Matthäus 10,34: «Denket nicht, ich sei gekommen, einen billigen Frieden auf die Erde zu bringen. Ich bringe nicht den Frieden, sondern das Schwert. Ich bin gekommen, um den Menschen zu trennen von seinem Vater und die Tochter von ihrer Mutter und die Braut von der Mutter des Gatten. [...] wer den Vater und die Mutter mehr liebt als mich, ist meiner nicht würdig. [...] und wer nicht bereit ist, sein Kreuz zu tragen und mir nachzufolgen, der ist nicht würdig meines Ichs.» Im selben Evangelium ist aber auch zu lesen, dass wir unsere Feinde lieben sollen, wohltun denen, die uns hassen, segnen die, die uns fluchen, beten für die, die uns beleidigen.[93] Die Bergpredigt offenbart die andere Seite der Freiheit: Keiner muss re-agieren – das alte Karma-Prinzip «Auge um Auge, Zahn um Zahn» gehört der Vergangenheit an. Es führte die Menschen in die Individualisierung und Sonderung. Das neue Schicksals- bzw. Karma-Prinzip, das eigene und fremde Schuld verstehen, verzeihen und erlösen kann, es wird wirksam durch die Kraft des höheren Ich, die allen Menschen gemeinsam ist. Diese Kraft lässt sich am besten zur Wirksamkeit bringen, wenn man sie im sozialen Leben übt als bedingungsloses Interesse für die Sorgen und Nöte der Welt, in der man lebt. Dieses bedingungslose Interesse ist eine Form geistiger Liebe – das ist evident – und hat zur Voraussetzung die zu erringende Autonomie. Denn man muss sich innerlich frei fühlen, um sich von aller berechtigten Wut einem Menschen gegenüber lösen zu können, einem Feind gegenüber, der einem geschadet hat. Um seinen Feind zu verstehen und ihm aus diesem Verständnis heraus auch verzeihen zu können, braucht es dieses bedingungslose Interesse, die reinste, autonome Ich-Kompetenz.

Novalis hat dies in seinem Roman «Heinrich von Ofterdingen» in Form eines Gesprächs zum Ausdruck gebracht. Es ist das Gespräch zwischen dem Arzt Sylvester und Heinrich über das menschliche Gewissen.[94] Heinrich fragt: «‹Wann wird es doch›, sagte Heinrich, ‹gar keiner Schrecken, keiner Schmerzen, keiner Not und keines Übels mehr im Weltall bedürfen?

Wenn es nur *eine* Kraft gibt – die Kraft des Gewissens. Wenn die Natur züchtig und sittlich geworden ist. Es gibt nur eine Ursache des Übels – die allgemeine Schwäche, und diese Schwäche ist nichts als geringe sittliche Empfänglichkeit und Mangel an Reiz der Freiheit.›»

Was Novalis hier als Gewissen beschreibt, ist die Qualität einer Geistesgegenwart, die befähigt, in jeder Lebenslage das Hilfreiche, Befreiende zu tun. In Steiners «Philosophie der Freiheit» wird diese Fähigkeit moralische Intuition genannt.[95]

Das Schicksal des Menschen ist eng verbunden mit seiner körperlichen Konstitution, dem physischen Leib, dem Ätherischen (Leben) und dem Astralischen (Seele) (siehe Seite 53).[96] Die Ich-Organisation jedoch ist als Träger des Ich frei von den Beschränkungen dieser Wesensglieder. Daher ist die Möglichkeit der Freiheit an die Ich-Kompetenz des Menschen gebunden.

Aus dieser «Ich»-Quelle heraus wird die Gewissensstimme zugänglich und ebenso die Möglichkeit, sich dem Schicksal innerlich frei gegenüberzustellen und es so weit als möglich autonom zu gestalten. Je besser das gelingt, desto größer ist die Befähigung zum Schicksalsverstehen, -gestalten und -harmonisieren, bzw. zum Heilen der Wunden aus der Vergangenheit. Aus der Schicksalsvergangenheit des Menschen kommt viel schmerzhafte Erfahrung, aber auch die hierdurch zu erringende Weisheit. Aus der Zukunft, vom Autonomie- und Liebe-Ziel der Entwicklung her kommen Schicksalsverstehen und -heilung. Beides hat Rudolf Steiner in seiner Karmaforschung zur Darstellung gebracht, damit insbesondere Pädagogen, Therapeuten und Ärzte die Möglichkeit haben, aus dieser zentralen Entwicklungsperspektive heraus den werdenden Menschen zu begleiten, ihn in Krankheit und Not zu beraten und ihm zu helfen.

Michael Bauer (1871–1929), Lehrer und Anthroposoph, schrieb einmal: Der Wiederverkörperungsgedanke ist ein Postulat der Liebe – Wer wirklich helfen will, wird nicht schon in einem Erdenleben müde.

Und von seinem Freund, Christian Morgenstern, stammt das Gedicht:

Wir müssen immer wieder uns begegnen
und immer wieder durch einander leiden,
bis eines Tages wir dies alles segnen.

An diesem Tage wird das Leiden weichen,
das Leiden, welches Selbstsucht zeugte,

das Leiden wenigstens, das Blindheit zeugte,
das uns wie blinden Wald im Sturme beugte.
Dann werden wir in neues Ziel und Leben
wie Flüsse in ein Meer zusammenfließen,
und kein Getrenntsein wird uns mehr verdrießen.
Dann endlich wird das «... suchet nicht das Ihre»
Wahrheit geworden sein in unsern Seelen.
Und wie an Kraft wird's uns an Glück nicht fehlen.[97]

Erziehung zur individuellen und sozialen Gesundheit

Von Rudolf Steiner stammt der markante Hinweis: Die soziale Frage ist eine pädagogische Frage, und die pädagogische eine medizinische.[98] Das heißt, um sozialen Problemen beizukommen, braucht es eine Erziehung zur Verträglichkeit. Eine Erziehung zur Verträglichkeit aber setzt voraus, dass man die Bedingungen kennt, welche die Entwicklung individueller und sozialer Gesundheit möglich machen.

Der Arzt – so Rudolf Steiner – wird in der Zukunft ein Gesundheitsexperte sein müssen und individuelle und soziale Gesundheit lehren.[99] Vom Lehrer hingegen müsse erwartet werden dürfen, dass er der Präventionsarzt der Kinder sei. Steiner sprach von der Pädagogik als von einem Weg des «leisen Heilens».[100] Gemeinsam mit der Ärztin Ita Wegman sandte er im März 1924 den jungen Ärzten und Medizinstudenten zwischen den beiden Weiterbildungskursen an Weihnachten und Ostern einen Rundbrief, in welchem er ihnen folgenden Spruch zur Inspiration einer engen Zusammenarbeit zwischen Arzt und Lehrer nahelegte:

Es war in alten Zeiten,
Da lebte in der Eingeweihten Seelen
Kraftvoll der Gedanke, dass krank
Von Natur ein jeglicher Mensch sei.
Und Erziehen ward angesehen
Gleich dem Heilprozess,
Der dem Kinde mit dem Reifen
Die Gesundheit zugleich erbrachte
Für des Lebens vollendetes Menschsein.[101]

Gegenwärtig stehen Erziehung und Therapie vor vier besonders großen Herausforderungen:

- der Neigung zur Abhängigkeit, zur Suchterkrankung vieler Kinder und Jugendlicher;
- der Tatsache, dass immer mehr Menschen interesselos aneinander vorbeigehen, sich nicht verstehen. Als Folgeerscheinungen machen sich soziale Isolation, Sinnlosigkeits- und Hassempfindungen geltend;
- der digitalen Revolution mit der Gefahr von Realitätsverlust, Suchtverhalten und der Unfähigkeit, selbständig denken zu lernen;
- einer Willenslähmung, die sich angesichts des «Zuviel» an Informationen breitmacht. Über alles reden: ja, aber sich konzentrieren und etwas von dem Vielen auch wirklich umzusetzen, fällt schwer.

Wie muss eine Erziehung aussehen, die dem wirksam gegensteuern kann? Wie kann der vierfachen Verlustgefahr von Autonomie, sozialen Beziehungen, einem individuellen Zugang zur Spiritualität und der zunehmenden Willenslähmung vorgebeugt werden? Dass darin die Ursache vieler sozialer, aber auch gesundheitlicher Probleme zu suchen ist, liegt auf der Hand. Sich für ein Erziehungssystem stark zu machen, das den einzelnen Schüler in seiner individuellen Entwicklungssituation wahrnimmt und diese in Methodik und Didaktik sowie der Lehrplangestaltung berücksichtigt, ist dringend erforderlich. Insbesondere braucht es Erwachsene mit Vorbildcharakter bezüglich Selbständigkeit im Denken und Handeln und einem ganzheitlichen Weltverständnis.

Den Kindern in jedem Lebensalter Anregung und Möglichkeit zu geben, aus *eigenem Antrieb* heraus tätig zu werden, ist der Ur-Impuls der Waldorfpädagogik. Rudolf Steiner formuliert es so: «Jede Erziehung ist Selbsterziehung, und wir sind eigentlich als Lehrer und Erzieher nur die Umgebung des sich selbst erziehenden Kindes. Wir müssen die günstigste Umgebung abgeben, damit an uns das Kind sich so erzieht, wie es sich durch sein inneres Schicksal erziehen muss».[102] Jedes Kind bringt sich sein eigenes Schicksal mit und ist darauf angewiesen, dasjenige erleben und aufgreifen zu können, was zu ihm passt. Daher ist ein altersgerechtes, vielseitiges Bildungsangebot notwendig, damit das Kind das zu ihm Passende erleben und aufgreifen kann.[103]

Bei der Begründung der ersten Waldorfschule waren unter den aufgenommenen Kindern auch Kriegswaisen. Viele Schüler litten unter Mangelernährung, woraufhin der Schularzt, Eugen Kolisko, roborierende Arzneimittel für die Kinder zusammenstellte. Bekannt davon sind heute noch der «Aufbaukalk 1 und 2» sowie der «Nährkraftquell» – eine mineralienreiche Nahrungsergänzung. Es war keine einfache Zeit nach dem Ersten Weltkrieg. Die Waldorfpädagogik hatte die Trauma-Therapie mit pädagogischen Mitteln von Beginn an in ihr Konzept integriert. Bernd Ruf machte diesen Aspekt durch seine Trauma-pädagogischen Notfalleinsätze, die über die «Freunde der Erziehungskunst» organisiert werden, vor einigen Jahren neu bekannt.[104]

Waldorfpädagogik als Präventivmedizin baut auf fünf menschenkundlichen Grundprinzipien auf:

1. der positiven Einflussnahme auf den physischen Leib durch Sinnespflege (siehe Seite 85 ff.),
2. der Unterstützung des Ätherleibes durch die Pflege der Rhythmen und einen altersentsprechenden Lehrplan,
3. der Kultivierung des Astralleibes durch die Pflege guter, persönlicher Beziehungen zu den Schülern und ihren Eltern,
4. der Aktivierung seines Ich durch ein immer wieder neu zu erarbeitendes echtes Interesse am Unterrichtsfach, das der Lehrer den Schülern gegenüber authentisch vertreten muss,
5. durch eine bewusst gelebte spirituelle Orientierung, die den Schülern das Vertrauen gibt, auch selbst einmal ein charakterfester Mensch zu werden und den eigenen Weg zu einer gesunden Identität zu finden.

Sinnespflege im digitalen Zeitalter

Rudolf Steiner unterscheidet nicht nur die bekannten fünf bis sieben Sinne, sondern identifizierte zwölf Wahrnehmungsbereiche, auf die in der Umgebung eines heranwachsenden Kindes zu achten sei.[105] Im Folgenden wird angedeutet, welche Bedeutung dies für die heutige Praxis hat, weil die Kultivierung der Sinnesmodalitäten in unserem digitalen Zeitalter zunehmend abnimmt.

Es ist ein Segen für die körperliche und seelische Entwicklung der Kinder, wenn der Umgang mit Tablets und Smartphones in den ersten neun Lebensjahren tabu ist und in der Schule erst ab dem 16. Lebensjahr zum Einsatz kommt.[106,107] Denn wie soll sich ein gesundes Nerven-Sinnessystem ausbilden, wenn in den wichtigsten Entwicklungsjahren digital Eindrücke verarbeitet werden müssen, die nur Auge und Ohr ansprechen, alle anderen Sinne ausgrenzen und dazu noch keine reale Interaktion mit der Umwelt vermitteln? Ganz abgesehen davon, dass Entwicklung von Empathie nachgewiesenermaßen auf solchen Wegen nicht erfolgen kann. Erziehung im digitalen Zeitalter bedeutet in erster Linie, einen Schutz vor zu früher Mediennutzung zu bieten und damit einen entscheidenden Beitrag zur «Rettung der Kindheit» zu leisten. Kinder sind keine kleinen Erwachsenen, auch wenn man sie scheinbar dazu verführen oder konditionieren kann. Sie brauchen eine Kindheit mit viel Eigenaktivität und Entdeckerfreude und eine Jugendzeit, in der die notwendigen Selbstfindungsprozesse stattfinden können und der Aufbau tragfähiger Beziehungen unterstützt wird.

Durch die Sinnestätigkeit wird unsere komplexe Lebenswelt nicht nur differenziert wahrgenommen, sondern sie dient auch der Selbsterfahrung im Umgang mit dem eigenen Körper. Selbsterleben und Welterleben bedingen einander und fördern eine gesunde Identitätsbildung. Was die einzelnen Sinne dazu beitragen können, zeigt die folgende Übersicht. Für den Erwachsenen ist die bewusste Sinnesschulung und Pflege eine Form der Meditation und des «Zu-sich-selbst-Kommens». Denn alle Aufmerksamkeit und Konzentration wird für einen gewissen Zeitraum einem bestimmten Objekt zugewandt. Was auf diese Weise geübt wird, kann mit der Zeit auch zur umfassenden Lebenshaltung werden. Was man tut, tut man richtig – anderes lässt man ganz bewusst liegen. Für das Kind ist das Erleben eines konzentrationsfähigen Erwachsenen das beste Vorbild, diese Fähigkeit über die Nachahmung ebenfalls zu lernen.

Der Tastsinn

Sein Organ:

- Tastkörperchen und freie Nervenendigungen.

Er vermittelt:

- Selbsterleben an der Körpergrenze durch respektvolle Berührung.
- Gefühl der Geborgenheit, Sicherheit, insbesondere in der frühen Kindheit, Existenzvertrauen.

Hinweise zur Pflege:

- Harmonischer Wechsel zwischen Alleinsein und Geborgenheit,

- Loslassen-Können und das «Für-sich-Sein» des Kindes zu gestatten, ist ebenso wichtig wie das «Zusammensein» und «Auf-den-Arm-Nehmen»,
- von klein auf: Spielräume schaffen, in denen das Kind *selbst* tasten, untersuchen, entdecken kann.

Der Lebenssinn

Sein Organ:
- Vegetatives Nervensystem.

Er vermittelt:
- Behaglichkeit,
- gesundes Lebensgefühl,
- Zufriedenheit.

Hinweise zur Pflege:
- Regelmäßige Essens- und Schlafenszeiten,
- freudige Stimmung beim Essen,
- zuversichtliche Lebenshaltung,
- Ordnung und Struktur im Tageslauf,
- sinnvolle Betätigungen.

Der Eigenbewegungssinn

Sein Organ:
- Die Muskelspindeln in der Muskulatur.

Er vermittelt:
- Wahrnehmung der eigenen Bewegung,
- Erleben von Bewegungsfreiheit,
- Erleben von Selbstbeherrschung infolge der Beherrschung des Bewegungsspiels.

Hinweise zur Pflege:

- Kindern Gelegenheit geben, dass sie sich selber, ganz «von sich aus», bewegen und Initiative ergreifen zur Tätigkeit,
- Spielräume schaffen, in denen gefahrloses Sich-Bewegen möglich ist,
- Raum geben für Entdeckung und eigene Tätigkeit aus Neugier,
- Kinderzimmer und – wo möglich – die Wohnung so einrichten, dass alles angefasst werden kann und freies Spiel möglich ist,
- Wahrnehmen zielgerichteter, sinnvoller Bewegungsabläufe,
- Spazierengehen und Spiel im Freien, Zeit geben, wenn das Kind verweilt, etwas entdeckt, untersucht usw. Es mit Interesse und Aufmerksamkeit bei seinem Tun beobachten.

Der Gleichgewichtssinn

Sein Organ:

- Bogengangsystem in der Nähe des Innenohrs.

Er vermittelt:

- Erleben von Gleichgewichtsuchen und -finden,
- Gleichgewicht als Ruheerfahrung erleben.

Hinweise zur Pflege:

- Bewegungsspiele,
- Wippen,
- Stelzenlaufen,
- Springen,
- Laufen, Balancieren,

- Ruhe und Sicherheit des Erwachsenen im Umgang mit dem Kind.

Der Geruchssinn

Sein Organ:
- Riechschleimhaut in der Nasenwurzel.

Er vermittelt:
- Verbundenheit mit dem Duftstoff als unmittelbares «Substanz-Stoff-Wahrnehmen»,
- intimes Wiedererkennen von Menschen und Dingen aufgrund ihres Geruchs.

Hinweise zur Pflege:
- Immer wieder auf frische, «neutrale» Luft achten,
- differenzierte Geruchserlebnisse bemerken,
- Geruchserlebnisse im Alltag aufsuchen, z. B. beim Kochen, an Pflanzen und Nahrungsmitteln, beim Einkaufen von Blumen oder beim Spazierengehen.

Der Geschmackssinn

Sein Organ:
- Geschmacksknospen in der Zungenschleimhaut: süß, sauer, salzig, bitter.

Er vermittelt:
- Zusammen mit dem Geruchssinn differenzierte Geschmackswahrnehmung,
- aber auch ästhetische Empfindungen, wie etwas oder jemanden «riechen» («schmecken») können im Sinne von gernhaben oder nicht,

- Eigengeschmack der Nahrungsmittel durch die Art der Zubereitung bewahren, Geschmacksverstärker und künstliche Aromen möglichst vermeiden,
- «geschmackvolle» Beurteilung von Menschen und Dingen,
- ästhetische Gestaltung der Umgebung.

Der Sehsinn
Sein Organ:
- Auge.

Er vermittelt:
- Licht und Farberleben.

Hinweise zur Pflege:
- Mit dem Kind gemeinsam etwas anschauen, bestaunen, sich daran freuen, insbesondere in der Natur,
- feine Farbunterschiede in der Natur bemerken, selbst gerne etwas anschauen und das Kind an der eigenen Konzentration Anteil nehmen lassen,
- harmonische Farbzusammenstellung bei der Bekleidung und Wohnungseinrichtung beachten,
- was man täglich sieht, bedarf besonderer Beachtung: dass es «Sinn macht» und «gut tut»,
- Spiel: Ich sehe was, was du nicht siehst ...

Der Wärmesinn
Sein Organ:
- Wärme- und Kälte-Rezeptoren der Haut und Schleimhaut.

Er vermittelt:
- Wärme- und Kälte-Erleben.

Hinweise zur Pflege:
- Pflege des Wärmeorganismus durch Bekleidung aus Naturtextilien,
- Erzeugen einer guten Atmosphäre mit seelischer und geistiger Wärme,
- Vermeiden von zu frühen, nicht selbst gewollten Abhärtungsmaßnahmen.

Der Hörsinn

Sein Organ:
- Innenohr.

Er vermittelt:
- Tonerlebnisse,
- Bewusstmachen des seelischen Innenraums.

Hinweise zur Pflege:
- Singen,
- Leier spielen, auch leise Töne hören lernen,
- klassische Musik hören und wenn möglich auch spielen lernen,
- beim Erzählen und Vorlesen von Geschichten die Geschwindigkeit des Sprechens der Aufnahmefähigkeit des Kindes anpassen,
- immer wieder beim Sprechen/Vorlesen innehalten, Pausen machen, damit sich innere Bilder und Tongedächtnis bilden können.

Der Wortsinn

Sein Organ:

- Bildet sich infolge der Wahrnehmung von Bewegungsabläufen, Mimik und Sprachwahrnehmungsprozessen.

Er vermittelt:

- Gestalt- und Physiognomie-Erleben («Gestaltsinn»),
- Erfassen von Körpersprache,
- Erfassen des Sinngehalts der Lautgestaltung eines Wortes.

Hinweise zur Pflege:

- Warmer, herzlicher Tonfall,
- auf Gesten und Körpersprache achten,
- inneres Erleben in Übereinstimmung bringen mit dem, was man äußert,
- Ehrlichkeit: Die Sinne lügen nicht. Kleine Kinder nehmen wahr, was wir denken und fühlen, auch wenn das, was wir sagen, dem widerspricht.

Der Gedankensinn

Sein Organ:

- Bildet sich infolge der komplexen Wahrnehmung der Lebensvorgänge.

Er vermittelt:

- Unmittelbares Erfassen eines Gedankenzusammenhanges oder einer Handlungsfolge,
- Verstehen des Gedankenzusammenhangs, auch wenn ein Wort falsch gesagt oder der Sachverhalt nur angedeutet wird.

Hinweise zur Pflege:
- Selbst Aufrichtigkeit und Stimmigkeit im Umgang mit sich und anderen üben,
- In-Bezug-Bringen der Dinge und Vorgänge zueinander,
- sinnvolle Ordnung halten, chaotisches Denken und Handeln vermeiden.

Der Ich-Sinn
Sein Organ:
- Bildet sich infolge der Tast- und Berührungswahrnehmung an der eigenen Körpergrenze als Organ zur Gesamtwahrnehmung eines anderen Menschen.

Er vermittelt:
- Unmittelbares Erleben und Erkennen des anderen Menschen als «Ich»-begabt.

Hinweise zur Pflege:
- Den anderen Menschen wirklich wahrnehmen, sich für ihn interessieren,
- jedem Familienmitglied immer wieder Aufmerksamkeit schenken,
- Freude am andern Menschen zeigen,
- Begegnungs- und Besuchskultur pflegen.

Wer sich eingehender mit der anthroposophischen Sinneslehre beschäftigen möchte, sei auf weitere Literatur zu diesem Thema verwiesen.[108,109]

Wie anders blickt man auf ein Neugeborenes, wenn man als Eltern nicht denkt: «Wir haben dich gemacht», sondern wenn klar ist: Wir haben dir den Keim für deine körperliche Entwicklung gegeben – du aber hast ihn dir so geformt, wie du es für dein Leben brauchst. Respekt vor der Integrität des Leibes und der Würde jedes einzelnen Menschen ist das Fundament einer Erziehung zur Menschlichkeit und einer Medizin mit einem «menschlichen Gesicht».

Besonders wichtig ist eine solche Grundhaltung dem Kind gegenüber, jedoch ebenso älteren Menschen, Verwirrten und Schwachen sowie Menschen mit besonderem Unterstützungsbedarf. Die anthroposophische Heilpädagogik, Sozialtherapie, Palliativmedizin und Kranken- und Altenpflege haben dazu Beispielhaftes entwickelt.[110,111,112] Hier sieht sich die Anthroposophische Medizin oft im Konflikt mit dem Zeitgeist der materialistischen Medizin. Denn ihr mangelt es an einem Konzept zum Verstehen, Begleiten und adäquaten Unterstützen solcher Lebensformen. Leid und Schmerz in ihrer Bedeutung für die Bewusstseinsentwicklung des Menschen anzuerkennen heißt nicht, diese dunkle Seite des Lebens «zu verherrlichen». Es heißt vielmehr, auch die Botschaften des Leides in die Entwicklung zu integrieren. Schmerz und Leid wecken auf, erzeugen Bewusstsein – Glück und Freude hingegen geben Kraft, «verleihen Schwingen». Beides ist lebensnotwendig. Auch sollte der Schicksals- und Wiederverkörperungsgedanke nicht dazu verleiten, Probleme oder Schwächen zu verharmlosen oder gar zu rechtfertigen. Vielmehr kann er impulsieren, dasjenige, was das Leben bringt, menschenwürdig zu gestalten und daraus bestmöglich für die weitere Entwicklung zu lernen. So wird in der palliativmedizinischen Betreuung großer Wert darauf gelegt, bis zuletzt die Würde des Kranken zu wahren und seine Lebensqualität zu unterstützen.[113,114,115] Immer ist der Blick auf den Menschen*geist* gerichtet, «der sich den Körper baut» und ihn auch wieder, schneller oder langsamer alternd, zerstört, um seine Entwicklung im nachtodlichen Leben fortzusetzen.

Auch aktuelle ethische Fragen wie die nach der Organtransplantation oder der In-Vitro-Fertilisation (außerkörperliche Befruchtung) bekommen ein lebensnahes, realistisches Gesicht. Es geht nicht um ein «Dafür» oder «Dagegen», sondern darum, zu verstehen, was da geistig und körperlich geschieht, und dann eine möglichst freie Entscheidung zu treffen, in deren Konsequenzen man selbstbestimmt leben kann.[116,117]

Angesichts der sogenannten Sterbeethik gilt jedoch das Bemühen, den Sinn des Alters und den Wert des Lebens, ja, jeder Stunde auf der Erde, erlebbar zu machen. Selbsttötung und Beihilfe zum Tod im Alter und bei Krankheit werden als Taten aus Verzweiflung angesehen, denen es vorzubeugen gilt. Das Leben bis zum Ende mit den Mitteln sozialer Kultur und einer ganzheitlichen Medizin zu fördern, ihm zu dienen, ist ethischer Grundpfeiler der Anthroposophischen Medizin.[118,119,120]

Anthroposophische Ärzte sind – auch wenn dies oft behauptet wird – keine Impfgegner.[121] Vielmehr setzen sie sich für den individuellen Impfentscheid ein und dafür, dass nicht zu früh und nicht zu viel auf einmal geimpft wird, um den notwendigen Immunisierungsprozess des Kindes mit diesen Stimulationen von außen nicht zu überfordern.[122,123,124]

Rudolf Steiner war zwar nicht der Schöpfer des Begriffs Salutogenese, das war der amerikanische Medizinsoziologe Aaron Antonovsky (1923–1994). Steiner hielt jedoch keinen Vortrag über Pädagogik oder Medizin, ohne auf den gesunden Menschen zu schauen, der in jedem Einzelnen veranlagt ist, und darauf hinzuweisen, wie dieser gestärkt werden kann. Daher wird durch die moderne Salutogenese-Forschung vieles zur Darstellung gebracht, was sich mit Steiners Gesundheitsforschung und den darauf bauenden Empfehlungen für die Praxis deckt. Ebenso haben sowohl die Ergebnisse der Hygiogenese, Salutogenese und Resilienzforschung als auch die Vertreter der Positiven Psychotherapie und Logotherapie nach Viktor Frankl die Bedeutung der positiven Annahme des gesunden geistigen Anteils in jedem Menschen für die Unterstützung von Heilungsvorgängen deutlich hervorgehoben und bestätigt.[125,126,127]

Aaron Antonovsky hat durch sein Salutogenese-Konzept die Gesundheitsforschung des 20. Jahrhunderts maßgeblich geprägt. Er untersuchte die Bedingungen für das Entstehen von Gesundheit – *salus* kommt aus dem Lateinischen und heißt Gesundheit, *genesis* kommt aus dem Griechischen und heißt Entstehung, Ursprung – und wählte dafür als Kernbegriff den *Sense of Coherence* (Kohärenzgefühl), d.h. das Gefühl der Übereinstimmung, des Zusammenhängens. Er entdeckte, dass Menschen desto gesünder sind, je mehr sie sich mit ihrer Umwelt und mit sich selbst in Übereinstimmung fühlen. Diese Übereinstimmung kann auf dreifache Art herbeigeführt werden: Im Denken und Wahrnehmen durch das Gefühl der Verstehbarkeit/*understandibility;* im Gefühlserleben durch Sinnhaftigkeit/*meaningfullness,* auf der Handlungsebene durch das Erleben der Handhabbarkeit/*manageability*. Er mahnte Bedingungen für die Entwicklung dieses Kohärenzgefühls in Form einer geeigneten Erziehung und Selbsterziehung an. Es wäre nötig, dass sich jeder Mensch eine Weltanschauung erarbeitet, die es ihm ermöglicht, später die Ereignisse seines Lebens sinnstiftend verarbeiten zu können. Dann hätte man die besten Voraussetzungen, nicht zu erkranken. Die Waldorfpädagogik ist mit ihren methodisch-didaktischen Hinweisen konsequent auf diese von Antonovsky geforderten Ziele hin orientiert. Rudolf Steiner formuliert dieses am prägnantesten im Rahmen des freien christlichen Religionsunterrichts für Kinder, die konfessionell oder religiös nicht gebunden sind, im Kontext der sogenannten «Sonntagshandlung für Kinder». Dort heißt es:

> Wir lernen, um die Welt zu verstehen.
> Wir lernen, um in der Welt zu arbeiten.

> Die Liebe der Menschen zueinander belebt alle Menschenarbeit.
> Ohne die Liebe wird das Menschensein öde und leer.
> Christus ist der Lehrer der Menschenliebe.[128]

Dies praktisch umzusetzen, stellt jedoch nach wie vor eine große Herausforderung für die Lehrerausbildung dar. Denn wenn die Lehrerpersönlichkeit nicht selbst in diesem Sinne salutogenetisch an sich arbeitet, kann sie dies auch nicht über das Vorbild und den Unterricht an die Schüler vermitteln.

Einige Beispiele mögen es verdeutlichen:

- *Zur Verstehbarkeit:* Viele seelische Probleme kommen aus einem tief sitzenden Gefühl des Ungenügens, etwas – beispielsweise Mathematik – in der Schule nicht zu verstehen oder «nie» verstanden zu haben. Mit dem Gefühl, nicht zu verstehen, geht auch ein Stück Selbstachtung verloren, was sich kränkend auswirken kann. Umgekehrt verleitet dieses Ohnmachtsgefühl und Unverständnis zu unkritischer Bewunderung anderer Menschen, von denen man leicht glaubt, dass sie «voll durchblicken». Dadurch können Illusionen und Abhängigkeiten von Menschen entstehen, was ebenfalls nicht gesundheitsfördernd ist. Der Betroffene will sich der Anstrengung nicht unterziehen, selbst urteilsfähig zu werden, und stagniert dadurch in seiner Entwicklung. Leben und Gesundheit *sind* aber Entwicklung, Verwandlung, Regsamkeit. Kennt ein Lehrer diese Problematik, so wird er zum Wegbegleiter der Schüler und lernt *von ihnen*, wie er sie am besten unterstützt – nämlich genau da, wo deren Lernblockade sitzt. Je mehr er sich für diese individuellen Lernblockaden seiner Schüler interessiert, desto besser kann er sie verstehen und auflösen helfen.

- *Zur Sinnhaftigkeit:* Nicht alles, was wir verstehen, erscheint uns auch sinnhaft. Wie viel Schreckliches geschieht stündlich auf unserem Globus – geschuldet den unendlich tragischen Erziehungs- und Entwicklungsdefiziten. Die Sinngebung fällt schwer. Es braucht eine große Entwicklungsperspektive, die Generationen-übergreifend ist, um damit zurechtzukommen. Goethe drückt es in einem seiner Epigramme so aus: «Wer nicht von dreitausend Jahren sich weiß Rechenschaft zu geben, bleibt im Dunkeln unerfahren, mag von Tag zu Tage leben.»[129] Es ist kein Luxus, sich mit Sinnfragen zu beschäftigen – es geht auch nicht um Selbsttröstung oder religiöses Wunschdenken. Es geht darum, dass ein wiederholtes Erleben von Ohnmacht und Sinnlosigkeit gesundheitsschädigend ist. Daher braucht es wahrhaftige, motivierte Sinnsuche, wie sie sich am leichtesten am ehrlichen Menschen- und Geschichtsinteresse entzündet. Nicht nur der einzelne Mensch und die gesellschaftlichen Verhältnisse entwickeln sich – auch die Menschheit als Ganzes. Mit ihr und ihrem historischen Werden kohärent zu sein, ist heilsam. Wer nicht ein dankbares «Kind seiner Zeit» sein kann, dem fehlt ein wichtiger Gesundheitsfaktor. Daher braucht es an den Schulen wieder mehr

Geschichtsunterricht und nicht nur Sozialkunde. Jedoch sollte es ein Geschichtsunterricht sein, der nicht (nur) aus dem Memorieren von Zahlen und Ereignissen besteht, sondern hinorientiert ist auf das Behandeln der großen Kultur- und Entwicklungsepochen der Menschheit. Im Hinblick auf die Frage, was jeweils daraus wurde, können sich auch Identifikationsmöglichkeiten mit dem Menschheitsganzen aufbauen. Sinnhaftigkeit wird immer dann erlebt, wenn man etwas, was geschieht oder von dem man Kenntnis hat, so einordnen kann, dass es für einen *selbst* einen Sinn ergibt. Alles Leben findet in einer Um- und Mitwelt statt – kann man diese als sinnvoll erleben, so fühlt man sich gut. Sich nicht gut zu fühlen, ist eine der häufigsten Ursachen für den Gebrauch und Missbrauch von Drogen und Medikamenten.

- *Zur Handhabbarkeit:* Entscheidend ist – wenn etwas verstanden ist und einen Sinn ergibt –, dass man dann auch das Gefühl haben kann: Wenn ich wollte, würde ich mich dafür einsetzen, könnte ich etwas dazu beitragen oder es sogar selbst tun. Das Gefühl des Unvermögens, der Ohnmacht, der eigenen «Untauglichkeit» wirkt krankmachend. Hingegen ist es gesundheitsfördernd, seine Möglichkeiten gut zu kennen und sie wo immer möglich zu erweitern. Auch geistige Arbeit, Mitdenken mit anderen, Fürbitte und gute Wünsche gehören hierher. Viel mehr, als wir äußerlich tun können, vermögen wir seelisch-geistig zu leisten, wenn wir uns verbunden fühlen mit denen, die Wichtiges tun und leisten, und wir sie innerlich mit guten Gedanken begleiten.

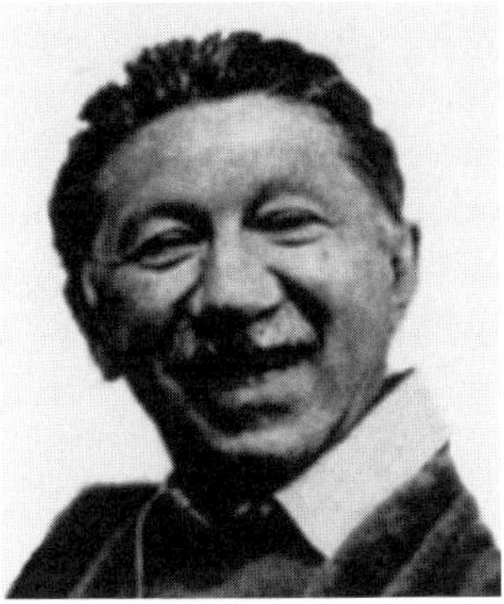

Abraham Maslow
(1908–1970)

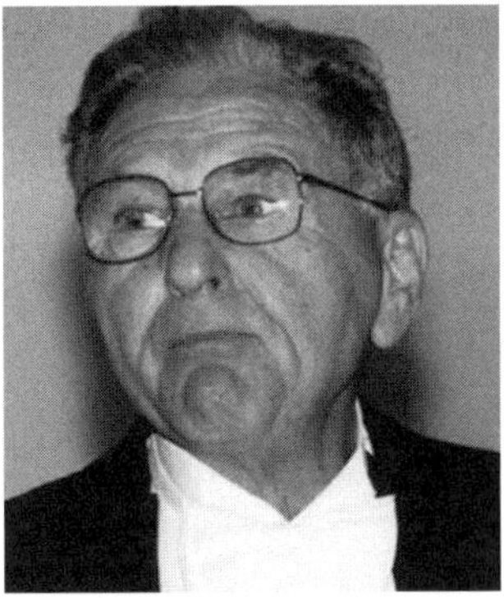

Aaron Antonovsky
(1923–1994)

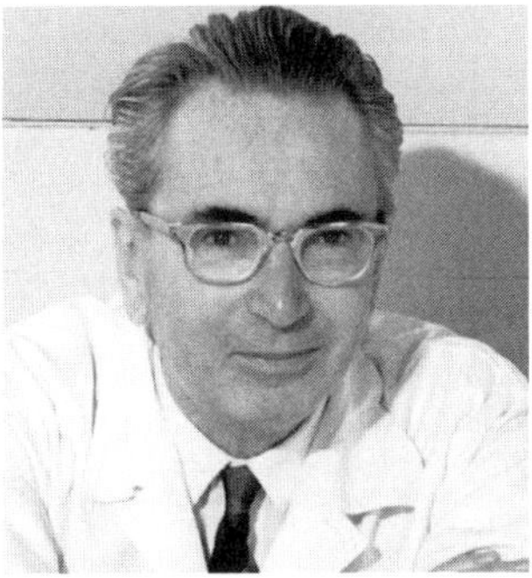

Viktor Frankl
(1905–1997)

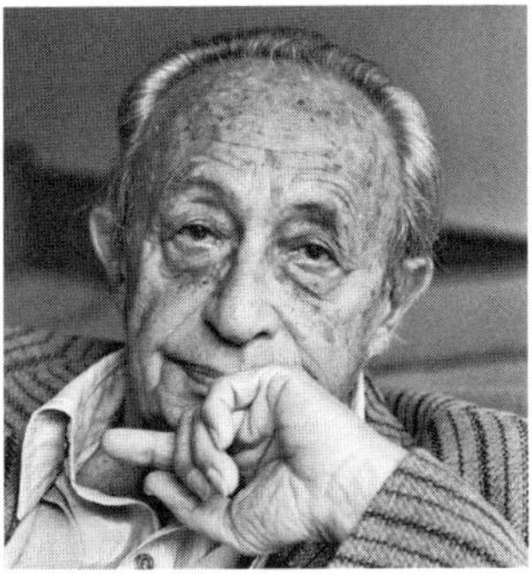

Hans Jonas
(1903–1993)

Bei den Forschungen des Psychologen Abraham Maslow zur Frage: *Was macht eine gesunde Seele aus?* stellte sich heraus, dass Menschen mit der gesündesten seelischen Gesamtverfassung sich in vielem vom Durchschnitt der Bevölkerung unterschieden: sie sind sach- und nicht ichbezogen, tolerant und wahrhaftig, sie können sich herzlich freuen, können auch staunen und Gefühle der Devotion aufbringen. Auf die eine oder andere Art gehen sie alle einen spirituellen Weg und haben unter Umständen auch die sogenannte Peak-Experience – spirituelle Höhepunkt-Erfahrung – erlebt. Das ist eine unmittelbare Geistbegegnung oder Geistberührung, die über das ganze Leben Licht und Wärme verbreitet und ein unerschütterliches Vertrauen in die geistige Welt und ihre Tragekraft zur Folge hat – auch Nahtoderlebnisse gehören dazu (siehe Seite 60). Maslow konnte dadurch zeigen, in wie hohem Maße sich die innere Arbeit an der eigenen Persönlichkeitsentwicklung positiv auf die gesundheitliche Gesamtverfassung auswirkt.[130]

Viktor Frankl hingegen machte die Sinnfrage zum Grundmotiv jeder gesundheitsfördernden Psychotherapie und gab ihr in seiner Logotherapie einen ganz spezifischen Ausdruck.[131] Der Ethik-Philosoph Hans Jonas fordert in seinem Buch «Das Prinzip Verantwortung» ein, dass der moderne Mensch angesichts der zunehmenden Bedrohung durch die Zerstörung des Lebensraums auf der Erde infolge von Technik und Waffengewalt zu einer individuellen Mitverantwortung für das Wohl der Menschheit erwachen muss. Geschieht dies nicht, so sind soziale Kränkung und Zerstörungsprozesse unweigerlich die Folge.

Mit Hilfe des Konzepts der Wesensglieder-Metamorphose aus der Anthroposophischen Medizin (siehe

Seite 53) kann zudem verdeutlicht werden, *wie und warum bzw. auf welchen psychosomatischen Wegen* das Kohärenzgefühl oder die Peak-Experience sich auf die körperliche Gesundheit positiv auswirken kann. Wer meint, ein Sich-Wohlfühlen oder das Gefühl des Vertrauens würde von Neurotransmittern aus der Gruppe der Endorphine und Oxytocine erzeugt, macht es sich zu einfach. Er vernachlässigt die Tatsache, dass Wohlfühlhormone und Oxytocine ja erst im Prozess der Peak-Experience und der aktiven Erinnerung daran gebildet werden. Bereits entstandene oder synthetisch hergestellte Hormone zu verabreichen, hat selbstverständlich einen vorübergehend medikamentösen Effekt. Dadurch ändert sich der Charakter des Menschen jedoch nicht. Und wenn dann die Wirkung eines Medikaments oder einer Droge abklingt, kehrt der alte, unbefriedigende Zustand nur umso schmerzlicher zurück. Entsprechend muss auch unverständlich bleiben, dass sich ein depressiver Zustand schlagartig ändern kann, wenn ganz unerwartet ein sehr lieber Mensch auftaucht, dem man vertraut und den man nicht erwartet hat. Eine solch unerwartete Begegnung kann nachhaltiger wirken als ein Antidepressivum.

Der Heidelberger Neurologe und Neuropsychiater Thomas Fuchs hat in seinem bahnbrechenden Werk «Das Gehirn als Beziehungsorgan» eindrucksvoll dargelegt, wie sich das Gehirn am Leben für das Leben bildet.[132] Bereits Goethe hatte erkannt, dass sich «das Auge am Licht für das Licht bildet». Jedes Organ braucht die ihm gemäße Tätigkeit in und an der Umwelt – physiologisch gesprochen, den adäquaten Reiz –, um sich gesund entwickeln zu können. «Der Leib als Instrument der Seele in Gesundheit und Krankheit» – so lautet der Titel eines vielgelesenen Büchleins von Walther Bühler (1913–1995).[133] Das Gehirn und die Sinnesorgane sind mit ihren neuronalen Netzwerken und Transmittersubstanzen das Ergebnis der Qualität der menschlichen Beziehungen und Erlebnisweisen jedes Einzelnen.

Die anthroposophischen Arzneimittel

Der anthroposophische Arzneimittelschatz umfasst etwa 2000 Natursubstanzen, Kombinationspräparate sowie eine Vielzahl von Darreichungsformen: Ampullen, Augentropfen, Dilutionen, Einreibungen (ölige), Emulsionen, flüssige Verdünnungen, Flüssigkeiten zur Inhalation, Flüssigkeiten zur äußeren Anwendung, Gelate, Globuli, Granulate, Injektionen, Kapseln, Lotionen, Metallspiegelfolien, Mischungen, Nasentropfen (ölige), Öle, Pasten, Pflaster, Puder, Pulver, Salben (fettarm), Salben, Sirup, Tabletten, Tees, Tinkturen zum äußeren Gebrauch, Triturationen, Tropfen, Vaginalglobuli, Vaginaltabletten, Verdünnungen (wässrige), Zäpfchen.

Ein wichtiges Wirkprinzip pflanzlicher Arzneimittel gründet im Aspekt der Dreigliederung (siehe dazu die Abbildung auf der nächsten Seite).

So, wie der Mensch seine Ernährung – in Form von Nahrungsmitteln oder als «seelische» oder «geistige» Nahrung in Form von Gedanken, Worten, Tatsachen aus Kunst und Wissenschaft über den Kopf – aufnimmt, so versorgt sich die Pflanze über ihre Wurzeln mit den nötigen Nährstoffen. Umgekehrt verhält es sich mit der Fortpflanzungsregion. Bei der Pflanze befindet sie sich oben, Luft und Licht gegenüber geöffnet,

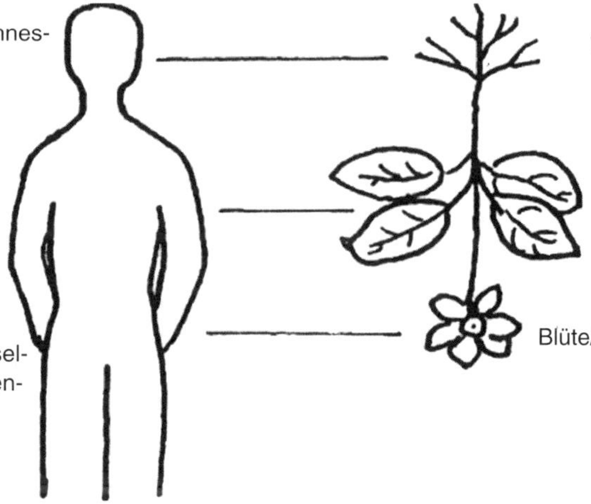

Wirkprinzip pflanzlicher Arzneimittel auf den Menschen

wohingegen sie beim Menschen nach unten und innen, zur Erde hin gelagert ist. Beiden ist jedoch gemeinsam, dass in der Mitte – bei der Pflanze über die Blätter, beim Menschen über die rhythmischen Funktionen von Atmung und Kreislauf – der Gasaustausch stattfindet, der sich jedoch umgekehrt verhält: Die Pflanze kann ein Kohlenstoffskelett bilden und Sauerstoff abgeben; der Mensch nimmt Sauerstoff auf, baut die Kohlenstoffgerüste der Nahrungsmittel ab und atmet den Kohlenstoff als CO_2 aus.

So wirken die Anwendungen von Wurzeln unterstützend und heilend bei Erkrankungen der Kopf- und Nerven-Sinnesorganisation, was den Traditionen der Natur- und Volksmedizin entspricht. Ebenso sind Teeabkochungen und -zubereitungen aus Blättern bei Störungen der rhythmischen Funktionen – insbesondere von Herz und Lunge – angezeigt. Zubereitungen aus Früchten hingegen regen die Stoffwechsel- und Verdauungsprozesse an.

Entsprechende Beziehungen gelten für die Ernährung. Wer darauf achtet, dass der Anteil von Wurzeln, Blattgemüse, Früchten und Samen in seiner Ernährung ausgewogen ist, sorgt für eine an den Bedürfnissen des ganzen Körpers orientierte Ernährung, wobei Samen in Form von Getreide, Nüssen, Sonnenblumenkernen u. a. harmonisierend auf die Abstimmung der drei Systeme untereinander wirken. Zu diesen fundamentalen Wirkprinzipien kommen dann noch jeweils diejenigen der Inhaltsstoffe hinzu.

Beim therapeutischen Einsatz mineralischer, pflanzlicher und tierischer Substanzen wird auch berücksichtigt, welche Aufgabe ein bestimmtes chemisches Element oder eine Stoffkombination wie Wasser, Salz, Asche, Gerbstoffe oder Pyrit im Haushalt der Natur hat. Die Signatur dieser Aufgabe bzw. Tätigkeit sagt auch aus, welche Wirkung die betreffende Substanz im menschlichen Organismus entfalten kann. Den Menschen als Mikrokosmos im Kontext der großen Weltentwicklung mit ihren Prozessen und Stoffzusammenhängen – nach alter Tradition Makrokosmos genannt – kennenzulernen, ist auch der Schlüssel zum Verständnis der anthroposophischen Arzneitherapie.[134,135,136]

Die Substanzgruppen aus dem Mineral-, Pflanzen-, Tier- und Menschenreich haben auch einen unmittelbaren therapeutischen Bezug zu den Wesensgliedern: Menschliche Substanz wie Muttermilch oder in Form einer Blutspende stützt und erhält den *physischen Leib*. Präparate aus dem Tierreich regen den *Ätherleib* zu verstärkter Regsamkeit an. Pflanzliche Arzneimittel hingegen wirken regulierend auf den *Astralleib*. Sie unterstützen den Ätherleib so, dass er dem einseitigen oder unregelmäßigen Wirken des Astralleibs Widerstand bieten kann. Metalle und Mineralien aber sind die Grundlage dafür, dass die *Ich-Organisation* ihre Wirkungen im Körper entfalten kann. Sie benötigt das mineralisch Feste, um bis in die Grundfesten des eigenen Körpers selbst «Herr im Hause» sein zu können.

Auch die Potenzierungsstufen der nach homöopathischem Verfahren hergestellten Arzneimittel haben ihren Bezug zu den Wesensgliedern:

D1 – D4
Aufnahme in den physischen Organismus und Anregung seines Kräftezusammenhangs. In messbarer Konzentration kann die Substanz ihre Eigenwirkung unmittelbar zur Geltung bringen und wirkt «physisch-stofflich».

D5 – D8
Aufnahme in den ätherischen Organismus und Anregung seines Kräftezusammenhangs. In dem Verdünnungszustand, wo sie stofflich kaum mehr vorhanden ist, hat sie ihre Kräfte über das Medium Wasser oder die große Oberflächenstruktur des Milchzuckers bei der Verreibung ganz in den Dienst des Ätherleibes gestellt.

D10 – D15
Aufnahme in den astralischen Organismus und Anregung seines Kräftezusammenhangs. Physische Substanz ist nur noch in geringsten Spuren vorhanden. Ihre Kräftewirksamkeit kann in den außerräumlichen und zeitlichen Kraftzusammenhang des Astralischen eintreten.

D20 – D60
Aufnahme in die Ich-Organisation und Anregung ihres Kräftezusammenhangs. Die physische Substanz ist vollends verschwunden und ihre rein geistige Wirkung steht im Dienst der Ich-Organisation.

Zusammengefasst kann man sagen: Je mehr die physische Eigenwirkung zurücktritt, desto mehr kann die Fähigkeit der Substanz sich entfalten, höheren Wirkprinzipien wie der Lebens-, Seelen- und Geistestätigkeit zu dienen. Das macht man sich auch in der Landwirtschaft und Tierpflege zunutze. Die Präparate zur Unterstützung der Kompostbildung und zur Anregung der Wurzeltätigkeit und Gestaltbildung der Pflanzen werden so zubereitet, dass der Verdünnungsgrad seine Wirkung im physisch-ätherischen Kraftfeld entfalten kann.[137]

Mit Bezug auf die in der Abbildung dargestellte Dreigliederung des menschlichen Organismus gilt zudem noch ein weiterer Gesichtspunkt:

D1 – D6	Anregung des Stoffwechselsystems,
D6 – D18	Anregung des rhythmischen Systems,
D18 – D30	Anregung des Nerven-Sinnessystems.

In der Therapiefindung werden die genannten Wirkprinzipien für den individuellen Einzelfall kombiniert und zur Anwendung gebracht. Der Arzneimittelschatz der Anthroposophischen Medizin umfasst dementsprechend Ausgangssubstanzen mineralischer, pflanzlicher und tierischer Herkunft. Sie werden nach besonderen Verfahren von den Arzneimittelfirmen Weleda und Wala hergestellt.[138] In Deutschland wurden sie aufgrund des Arzneimittelgesetzes von 1976 in der vom Bundesgesundheitsamt (BGA) – später Bundesinstitut für Arzneimittel und Medizinprodukte (BfArM) – eingerichteten Kommission C für die Zulassung aufbereitet. Ein Teil dieser regulativ wirksamen Arzneimittel ist sehr gut für die Selbstmedikation geeignet.

In der umfassenden Gesamtdarstellung der «Anthroposophischen Arzneitherapie für Ärzte und Apotheker» der Wissenschaftlichen Verlagsgesellschaft Stuttgart findet sich daher auch ein umfangreiches Kapitel zur Selbstmedikation. Die Beschreibungen von Diagnose und Therapie zu über 220 Krankheitsbildern stammen von prominenten anthroposophischen Ärzten.

Im Folgenden seien mit freundlicher Genehmigung des Verlages hier einige Beispiele aus diesem Werk wiedergegeben.

Behandlungsbeispiele aus der Praxis von drei anthroposophischen Fachärzten

Die gewählten Beispiele aus der Praxis je eines anthroposophischen Internisten, Psychiaters und Pädiaters zeigen sowohl das Typische als auch das Individuelle im therapeutischen Vorgehen. So eindrücklich und empfehlenswert die Möglichkeiten der Selbstbehandlung in der häuslichen Krankenpflege und bei alltäglichen Gesundheitsproblemen sind, so können doch gerade diese Beispiele auch deren Grenzen zeigen und den Auftrag des anthroposophischen Arztes deutlich machen.

Arterielle Hypertonie
Matthias Girke[139]

Leitgedanke

Für die arterielle Hypertonie finden sich oft klinisch wenig eindrückliche, dennoch umso mehr therapiebedürftige Vorstadien (z. B. Grenzwerthypertonie). In diesen Krankheitsstadien – auf die daher sorgfältig zu achten ist – ist in der Regel keine einstellende Medikation erforderlich. Hier ist ein holistisches Therapiekonzept das Mittel der Wahl, das außer der medikamentösen Behandlung eine heileurythmische Bewegungstherapie, künstlerische Therapie und Änderungen des Lebensstiles umfasst. Die ausgeprägte arterielle Hypertonie hingegen verlangt in der Regel ein mehrdimensionales Vorgehen, das auch die einstellenden Medikationen einschließt. Gerade am Beispiel der Hypertonie kann deutlich werden, wie die unterschiedlichen Befunde und Symptome dieser Erkrankung letztlich eine gemeinsame Signatur tragen, die dem geistig-seelischen Anteil des Krankheitsprozesses entspricht. Besteht das therapeutische

Ziel nicht nur in der symptomatischen Blutdrucksenkung, sondern in einem Ansatz, den pathophysiologischen Prozessen nachhaltig gegenzusteuern, so muss dem Organismus der Skleroseprozess am falschen Ort medikamentös abgenommen werden, damit Astralleib und Ich-Organisation wieder ihre physiologische Wirksamkeit am Kreislaufsystem entfalten können. So ist bei den angeführten Arzneimitteln jeweils zu prüfen, inwieweit dem Krankheitsprozess wirksam begegnet werden kann. Wenn Patienten von einer Besserung ihrer Vitalität und ihres Befindens berichten, eine neue Schwingungsfähigkeit der vorher als erstarrt empfundenen Seele bemerkbar wird oder eine stärkere geistige Präsenz zutage tritt, dann wird – in Verbindung mit den RR-Messwerten – die Effektivität der Therapie beurteilbar.

Medikamentöse Therapie
Arzneimittel der dynamischen, entzündungsverwandten Form der arteriellen Hypertonie sind Hyoscyamus und Belladonna. Belladonna übernimmt den entzündungshaft fiebrigen Krankheitsprozess und setzt so den am falschen Ort wirksamen Astralleib wieder frei für sein reguläres Wirken im Kreislaufsystem[140], während Hyoscyamus demgegenüber die seelische Erregung und Exzitation übernimmt.

Die gegenüber der seelischen Dynamik zu verstärkenden gestaltenden Kräfte der Ich-Organisation können durch das Stibium unterstützt werden. Aurum hingegen harmonisiert die Verbindung des

Nerven-Sinnessystems mit dem Stoffwechsel-Gliedmaßensystem.

Die genannten Arzneimittel sind in den nachstehenden Kompositionen aufgenommen:

- Aurum/Stibium/Hyoscyamus Glob./Wala: 3 x tgl. 10 Glob.
- Aurum/Stibium/Hyoscyamus Amp./Wala: bis 1 x tgl. 1 Amp. s.c. und bei Bedarf

Aurum/Stibium/Hyoscyamus wirkt besonders bei Patienten mit Unruhe, die vom Nerven-Sinnessystem her entsteht.

- Aurum/Hyoscyamus comp. Dil./Weleda: 3 x tgl. 20 Tr. oder
- Aurum/Hyoscyamus comp. Amp./Weleda: bis 1 x tgl. 1 Amp. s.c. oder
- Aurum/Belladonna comp. Glob./Wala: 3 x tgl. 10 Glob. oder
- Aurum/Belladonna comp. Amp./Wala: bis 1 x tgl. 1 Amp. s.c. bzw.
- Aurum/Belladonna comp. Dil./Weleda: 3 x tgl. 20 Tr. oder
- Aurum/Belladonna comp. Amp./Weleda: bis 1 x tgl. 1 Amp. s.c. und zur Verstärkung in der akuten Situation
- Belladonna D6 Dil./Weleda: 3 x tgl. 20 Tr.

Zum Zurückführen der Wirksamkeit des Astralleibes in das Stoffwechsel-Gliedmaßensystem:

- Bryophytium 50 % Trit./Weleda: 3 x tgl. 1 Msp.
- Bryophyllum 1 Dil./Weleda: 3 x tgl. 20 Tr. (bei Laktose-Intoleranz)

Bei hysterischer Konstitution

Austernschale: Sie ist eine Art Kopfbildung, die jedoch kein Nervensystem umschließt, insofern kommt es nicht zum Erwachen der Bewusstseinswelt, sondern zum verstärkten Herausführen der astralischen Wirksamkeit, mit stabilisierendem Einfluss auf die überbordende Emotionalität.

- Bryophyllum D5/Conchae D7 Amp./Weleda: 1 x tgl. 1 Amp. s.c. bzw.
- Bryophyllum D5/Conchae D7 Amp. 10 ml/Weleda: i.v. oder als Trinkampulle bedarfsweise

Die zu diesem Typus gehörende Neigung zum Schwitzen kann positiv beeinflusst werden durch:

- Bryophyllum 50 % Trit./Weleda: 3 x tgl. 1 Msp.
- Conchae D6, 50 % Trit./Weleda: 3 x tgl. 1 Msp.

Eine weitere wesentliche und bereits mit langer Tradition eingesetzte Heilpflanze zur Regulierung des Verhältnisses von Astralleib und Ätherleib ist die Rauwolfia:

- Rauwolfia serpentina D2, D3 Urtinktur/Weleda: 3 x tgl. 20 Tr.

Wirkprinzip

Phytotherapeutisch ist bekannt, dass der Inhaltsstoff Reserpin eine Abnahme des Noradrenalingehaltes in den Varikositäten bewirkt und damit eine verminderte Freisetzung dieses Transmitters in den synaptischen Spalt. Damit wird auf das sympathische Nervensystem gewiesen, das nun unmittelbar in jeder Stressreaktion erlebbar mit der seelischen Welt und damit der sie tragenden astralischen Organisation zusammenhängt. So verwundert es nicht, dass diese Heilpflanze besonders wegen ihrer das Seelenleben beruhigenden Eigenschaften und ihrer sedativen Wirkung bekannt geworden und auch aus dem anthroposophischen Arzneipflanzenverständnis heraus indiziert ist.

Zur Aktivierung der Ich-Organisation und Eingliederung von Ich-Organisation und Astralleib in das Stoffwechselsystem sei auf die Mistel hingewiesen. Seit langem ist von ihr eine schwache antihypertensive Wirkung bekannt. Eine in diesem Zusammenhang wesentliche Qualität der Mistel besteht in ihrer phosphorischen Wirksamkeit. Sie kann mit ihrer durchwärmenden, entzündungsverwandten Wirksamkeit Ich-Organisation und Astralleib in den Stoffwechselorganismus führen. Ein zu starkes Erwachen, sei es durch das verstärkte Präponderieren des Nerven-Sinnessystems in der von seiner zu starken Funktionalität bestimmten arteriellen Hypertonie oder auch durch die sich aus der Stoffwechsel-Bewegungsorganisation herauslösende astralische Dynamik, die unruhig zum Erwachen drängt, kann durch die Misteltherapie zurückgeführt und reguliert werden. Darüber hinaus stellt sich die Mistel durch die entzündliche Durchwärmung des Organismus der sich entwickelnden Arteriosklerose heilend gegenüber. Bei der Misteltherapie ist auf die zirkadiane Temperaturmodulation (sublinguale Messung 7 Uhr und 16 bis 17 Uhr) zu achten. Diese sollte eine sich stabilisierende Rhythmik anzeigen.

Folgende Arzneimittel kommen jeweils als Monotherapie in Betracht, bei unzureichender oder nachlassender Wirksamkeit kann ein Präparatewechsel vorgenommen werden:

- Viscum/Crataegus Amp./Wala: bis zu 3 x wöch. 1 Amp. s.c.
- Abnoba viscum crataegi Amp. (mit Stufe 6 beginnen)/Abnoba: bis zu 3 x wöch. 1 Amp. s.c.
- Iscucin Crataegi Amp. (bis Stufe E)/Wala: bis zu 3 x wöch. 1 Amp. s.c.
- Viscum Mali e planta tota 2 % Amp./Wala: mit einer halben Amp. beginnen, bis zu 3 x wöch. 1 Amp. s.c.

Eine schnelle Wirksamkeit bei beiden Hypertonietypologien ist beschrieben worden für[141]:

- Belladonna D6 Dil./Weleda: 2 x tgl. 10–20 Tr.
- Sympathicus Gl D30 Amp./Wala: 2 x wöch. bis 1 x tgl. 1 Amp. s.c. in den linken Oberarm

Bei arterieller Hypertonie im Zusammenhang mit einer hyperthyreoten Symptomatik, z.B. latente Hyperthyreose oder auch eine Hyperthyreose ähnliche Symptomatik bei lediglich struktureller Schilddrüsenerkrankung:

- Colchicum, Tuber (Rh) D3 Dil./Weleda: 3 x tgl. 20 Tr.

Für das vom Nerven-Sinnessystem bestimmte weiße Hochdruckleiden ergibt sich ein anderes therapeutisches Ziel. Die astralische Organisation überformt und verhärtet vom Nervensystem aus das Gefäßsystem und kann nicht mehr durch eine genügend starke Ich-Organisation gehalten werden. Hier ist Kupfer indiziert, das die astralische Organisation von einem zu starken krampfartigen Wirken in die Prozesse des Stoffwechselsystems lenken kann:

- Cuprum metallicum praeparatum D6 Trit./Weleda: 3 x tgl. 1 Msp.
- Cuprum aceticum comp. Amp./Wala: bis 1 x tgl. 1 Amp. s.c.

Bei Renalisierung der arteriellen Hypertonie:

- Renes/Cuprum Amp./Wala: bis 1 x tgl. 1 Amp. s.c.

Bei blasser sklerotischer Konstitution

im Falle von gestauter Ausatmung und Dyspnoe-Symptomatik:

- Carbo Equisetum arvensis D15 Amp./Weleda: 1 x tgl. 1 Amp. s.c. morgens

Bei älteren Patienten mit grau-blasser Konstitution:

- Plumbum metallicum praeparatum D12 Trit./Weleda: tgl. 1 Msp. morgens im (z.B. vierwöchentlichen) Wechsel mit:
- Cuprum metallicum praeparatum D6 Trit./Weleda: tgl. 1 Msp. morgens

Bei hypertensiver Enzephalopathie

Bei nachlassender Gedächtnisleistung bestehen positive Erfahrungen mit:

- Scleron Tbl./Weleda: 2 x tgl. 1 Tbl. morgens und abends (Therapiezyklen von vier Wochen)

- ggf. tgl. 1 Tasse Birkenblättertee mit Honig

Bei Arrhythmien
Kommt es im Rahmen einer Hochdruckerkrankung zu einer eingeschränkten respiratorischen Modulation der Herzfrequenz oder einer Reduktion der Tag/Nachtvarianz, so ist Cardiodoron eine Basismedikation:
- Cardiodoron Dil./Weleda: 3 x tgl. 20 Tr. oder Aurum/Cardiodoron comp. Dil./Weleda: 3 x tgl. 20 Tr. oder
- Crataegus Dil./Weleda: 3 x tgl. 20 Tr. oder
- Crataegus comp. Dil./Weleda: 3 x tgl. 20 Tr.

Äußerliche Anwendungen
Bei Angstzuständen:
- Pallasit D2 Ungt./Weleda: 1 x tgl. und bei Bedarf zur Unterschenkeleinreibung

Bei Herzunruhe: Herzsalbenlappen/Einreibung mit Aurum Lavandula entfaltet seine beruhigende Wirksamkeit insbesondere vor der Mittags- und Nachtruhe.
- Aurum/Lavandula comp. Ungt./Weleda: 1 x tgl. und bei Bedarf

Bei begleitenden Angina-pectoris-Beschwerden sind Rosmarin-Arm- oder -Beinwickel indiziert. Zur Umleitung der zum mittleren und oberen Menschen drängenden Blutdynamik sollte der Wickel beim plethorischen Patienten im Bereich der Beine appliziert werden:[142]

- Rosmarinwickel (1 l Wasser, 2 Verschlusskappen Rosmarin-Bademilch)

Bei gestörtem Wärmeorganismus:

- Ingwer/Equisetum Nierenwickel: 1 x tgl.
- Cuprum metallicum praeparatum 0,4 % Ungt./ Weleda: 1 x tgl., Einreibung von Nierenlager, Unterschenkel, Füßen

Ernährungstherapie

Ein wesentlicher Baustein der Therapie ist die adäquate Ernährung und die Frische der Nahrungsmittel. Die Ernährungstherapie geht bei weitem über eine Kalorienreduktion, die auch häufig notwendig sein wird, hinaus. Hier muss es Ziel sein, Astralleib und Ich-Organisation stärker im Stoffwechsel zu energisieren. Leicht aufschließbare Nahrung, auch die tierische Substanz, verlangt wenig Stoffwechselarbeit, weswegen vegetarische Ernährung zu bevorzugen ist.[143] Hinzu kommt, dass pflanzliche Nahrung den Menschen an die kosmischen imponderablen Gestaltungskräfte anschließt, die das Pflanzenleben ermöglichen. Durch den Skleroseprozess im Zusammenhang mit der arteriellen Hypertonie ist das Wesen des Menschen zu sehr in den Bereich der aus dem Leben herausfallenden, rein irdischen ponderablen Kräftewirksamkeit geraten.[144] Hier kann eine pflanzliche Ernährung regulierend und therapeutisch wirken. Tierische Nahrung hat demgegenüber die entgegengesetzte Wirkung: Sie führt den Menschen in den irdischen Bereich. Je nach Wesenskonstitution empfehlen sich eine fleischarme, gemüse- und obstreiche Ernährung und die Verwendung pflanzlicher Öle.[145] Wird zusätzlich Kochsalz reduziert, so ist die blutdrucksenkende Wirkung sehr beachtlich und kann einer Gewichtsabnahme von vier bis fünf Kilogramm entsprechen.

Ein weiterer wesentlicher Gesichtspunkt ist der Mineraliengehalt der Ernährung. Hier hat sich mit der Nahrungsmittel-Industrialisierung eine wesentliche Veränderung ergeben.[146] So treten beim Verarbeiten der Lebensmittel Kaliumverluste auf, während Natrium über das Kochsalz als Konservierungsmittel zugesetzt wird. Früher betrug das Natrium-Kalium-Verhältnis 1:16, heute hat es sich umgekehrt und beträgt nun 3:1. Mit der Salzzufuhr ist jedoch eine sklerotisierende, formende Wirkung verbunden.[147] Klinische und experimentelle Untersuchungen zeigten, dass zwischen erhöhter Natriumaufnahme und der linksventrikulären Muskelmasse, dem erhöhten Pulsdruck und damit einer erhöhten Steifigkeit bzw. verminderten Compliance arterieller Gefäße eine Beziehung besteht. Eine erhöhte Kochsalzaufnahme stellt auch unabhängig vom Blutdruck einen kardiovaskulären Risikofaktor dar.[148] Diätetisch ist daher eine Salzrestriktion sinnvoll. Eine Erhöhung des Kaliumanteils kann zudem in erstaunlichem Maße blutdrucksenkend wirken. Durch Erhöhung des Kaliumanteils in der Ernährung bekommt der Stoffwechsel die Ausrichtung in die aufbauende, die Belebung fördernde regulierende Richtung. Beruhigung, auch am Blutdruckniveau ablesbar, tritt ein.

Darüber hinaus kommt dem Verhältnis von Natrium und Kalium und damit demjenigen zwischen Nerven-Sinnessystem und Stoffwechsel-Bewegungssystem für das kardiovaskuläre Risiko eine größere Bedeutung zu als der allein betrachteten Salz- oder Kaliumaufnahme.[149]

Ein dem Kalium nahestehendes Element ist das Magnesium. Es kommt im grünen Blattfarbstoff der Pflanzenwelt vor und trägt Licht in das Leben dieses Naturreiches und wirkt so auch entscheidend mit bei der Chlorophyll assoziierten Photosynthese. Die leuchtend helle Magnesiumflamme zeigt die besonders starke Lichtverbundenheit dieses Metalls. Erniedrigtes intrazelluläres Magnesium ist mit verschiedenen Skleroseprozessen verbunden. Je niedriger das intrazelluläre freie Magnesium, umso höher ist der Blutdruck, die Gefäßsteifheit und auch die Insulinresistenz. Umgekehrt kann Magnesiumanreicherung zu einer Verbesserung der Insulinsensitivität beitragen,[150] die oberen Wesensglieder in das Stoffwechsel-Gliedmaßensystem führen und den Skleroseprozessen entgegenwirken.

Bewegung

Auch durch körperliche Bewegung kann eine deutliche Blutdrucksenkung erreicht werden. Allerdings ist hier die Qualität der Bewegung von entscheidender Bedeutung. Man kann in der Bewegungsfähigkeit des Menschen zwei Grundqualitäten unterscheiden.

Die eine führt im Rahmen einer isometrischen Kontraktion zu zunehmender muskulärer Verhärtung und erheblicher Zunahme des muskulären Tonus. Es entsteht ein ausgesprochen gestaut und fast verkrampft wirkendes Bewegungsmuster, das außer der muskulären Anspannung keine eigentliche Bewegung ermöglicht. Dem gegenüber stellt sich die fließende, andauernde körperliche Bewegung mit Wechsel in den Tonuslagen und der Anspannung. Unschwer ist in der isometrisch angespannten Kontraktion die verhärtende Qualität des Nerven-Sinnessystems erkennbar. Ihr stellt sich in der dynamischen Bewegung die Signatur des Stoffwechsel-Bewegungssystems gegenüber. In der isometrisch angespannten Muskelaktivität findet sich ein gestautes Wirken der astralischen Organisation, das im Falle einer Krampfbildung zum Schmerzbewusstsein erwachen kann.

In der fließenden Bewegung hingegen kommt es zu einem dynamischen Eingreifen der astralischen Organisation. Beide Bewegungsarten gehen nun mit weiteren charakteristischen Phänomenen einher. So findet sich bei der isometrischen Kontraktion eine vermehrte Adhäsivität der Thrombozyten und eine relative Zunahme des LDL-Cholesterins. Damit zeigt sich eine die gestaute Bewegung begleitende Verfestigungstendenz und ein zur Arteriosklerose disponierendes Profil. Auch ist die Einschränkung der Relaxationsfähigkeit (Reduktion der arteriellen Compliance) beschrieben worden.[151] Umgekehrt wird die fließende Bewegung von einer relativen Erhöhung des HDL-Cholesterins begleitet und wirkt in ihrer Gesamtheit eher antiatherogen. Auch kann die willenshaft-durchwärmende Bewegung die endotheliale Dysfunktion verbessern.[152]

Innere Aufgabenstellung

Neben der äußeren Lebensumstellung, der medikamentösen Therapie, Heileurythmie und auch künstlerischen Therapie spannt sich für den Patienten selbst ein inneres Aufgabenfeld auf. Termini wie Stressbewältigung etc. weisen hierauf nur oberflächlich hin. Es ist der aktiv vom Ich zu leistende Therapiebeitrag, der mithelfen kann, eine Frucht aus der Erkrankung zu ziehen und damit erst die eigentliche Heilung zu erringen. Wie lässt sich dieses innere Aufgabenfeld charakterisieren?

Es ergeben sich zwei Pole des menschlichen Seelenlebens: die Überformung, Erstarrung (Sklerose) und die überwältigende Dynamik (Auflösung). Beide bedürfen der Lenkung durch die Individualität.

Beide Extreme haben eines gemeinsam: Das seelische Leben ist der inneren Führung der Individualität entfallen, einmal durch die seelische Erstarrungstendenz, zum anderen durch die überwältigende Eigendynamik des Seelischen. Das Ich ist nicht genügend Herrscher in der Seele. In der Biografie hat sich oftmals eine Einengung ergeben, indem eine hamsterradartige Betriebsamkeit in der stressbeladenen Lebensführung entstanden ist. In einem gehetzten Alltagsleben sind es die Momente innerer Ruhe, die es zu erobern gilt. Dabei ist nicht ein durch äußere Hilfsmittel erreichtes Relaxen oder scheinbare Ruhe, hinter der sich Passivität und damit Abwesenheit der tätigen Individualität versteckt, gemeint, sondern eine Ruhe, die durch die innere Aktivität des Ich entsteht. Das Aufsuchen eines inneren Ortes der Stille und des Seelenfriedens kann als Fähigkeit erarbeitet werden und inmitten äußerer Betriebsamkeit die Ruhe erobern helfen.

Die «Sechs Eigenschaften»[153] werden zu einem wichtigen Übungsinstrument: Im Denken und Wahrnehmen ist der heutige Mensch einer Informations- und Reizüberflutung ausgesetzt. Eine Unzahl von Eindrücken wird durch die Medienvielfalt aufgenommen, ohne dass der Mensch die vielen Informationen verarbeiten und durch selbständiges Denken verdauen kann. Der Bewusstseinspol bricht in der beschriebenen Weise in das Innenleben des Menschen Krankheit erzeugend ein. Demgegenüber stellt sich die Aufforderung, ein aktives Denken zu entwickeln, das Konzentration kennt und nicht nur Zerstreuung sucht und zur Kontemplation und Meditation fähig wird.[154] Da mit der arteriellen Hypertonie kognitive Störungen und sogar Demenz verbunden sein können, können Übungen dieser Art auch vorbeugende Wirkung zeigen bzw. die Symptomatik bessern helfen.

Die Willensentfaltung hat ähnliche Einschränkungen erfahren. Aus einer bewegungszugewandten Zivilisation der Vergangenheit ist mit der Verwestlichung eine der äußeren Willensentfaltung nach zunehmend träge, bewegungsarme Menschheit geworden. Menschliche Tätigkeit wird zunehmend zum Mausklick und maschinelle Organisationen verwirklichen das so Veranlasste. Es handelt sich somit immer weniger um das eigentliche menschliche Tun in unserer Gesellschaft, dieses ist vielmehr einer automatisierten Verwirklichung gewichen.

Demgegenüber gilt es denjenigen Bereich menschlicher Handlungen zu entwickeln und zu fördern, der niemals automatisierbar ist. Alle im eigentlichen Sinne menschlichen Handlungen wie beispielsweise das liebevolle Trösten eines Erkrankten oder auch das Mutzusprechen sind nicht durch Automaten zu ersetzen, sondern setzen Menschlichkeit voraus. Neben dieser zeitgeschichtlichen Herausforderung stellt sich im Individuellen die Aufgabe, gegenüber der immer mehr rückläufigen Bewegung des Menschen, aus der dann die seelische Unruhe und Erregung wird, die Willensentfaltung zu üben. Das kann durch körperliche Bewegung in ihren verschiedenen Qualitäten geschehen. Darüber hinaus ergeben sich im Weiteren viele Übungen zur Willensschulung, unter denen gerade diejenige, die vom Vorsatz ausgehend zur ausgeführten Tat schreitet und sich im Zusammenhang der sechs Eigenschaften findet, eine zentrale Rolle spielt.

Das Fühlen stellt ein weiteres großes Aufgabenfeld dar. Hier gilt es, die innere Führungskraft der Individualität im Fühlen zu erobern, das immer wieder durch das erwähnte schreckartige Erleben oder die nicht bezwingbare innere Erregung und Angst dem Ich entgleitet. Die Bezeichnung *job-strain-hypertension* weist auf diese seelische Dimension. Insbesondere muss versucht werden, dem Stress zu begegnen, der ein Seelenleben verrät, dessen Dynamik überwiegend außengesteuert und nicht mehr Ich-gelenkt erscheint. Bei jedem Tun mit der Individualität geistig dabei zu sein, damit im eigentlichen Sinne geistesgegenwärtig zu sein und sich nicht bewusstseinsmäßig schon beim übernächsten Tagesordnungspunkt zu befinden, darin liegt die gestellte Herausforderung. Es ist dadurch auch eine

Übung der Geduld, etwas abwarten zu können und nicht gehetzt dem Zukünftigen entgegenzugehen. In seinem Buch «Wie erlangt man Erkenntnisse der höheren Welten?»[155] beschreibt Rudolf Steiner die ganz herausragende Bedeutung der Geduld, ohne die sich keine wesentlichen Schritte auf dem Entwicklungsweg gehen lassen.

Der nächste Übungsschritt ist die Positivität. Es ist entscheidend, Perspektiven erkennen zu können und eine berechtigte, innerlich hoffnungsvolle Grundstimmung zu erringen. Ein tiefes Vertrauen in das Schicksal, an dem die Individualität Mitgestalter ist, kann entstehen. Zu der Positivitätsübung im Zusammenhang mit der arteriellen Hypertonie gehört noch ein weiterer Gesichtspunkt. Das Seelenleben des Menschen ist vielfach geprägt von sorgenvollen Bewusstseinsinhalten. Der Mensch lebt damit weniger in der unmittelbaren Gegenwart als in einer oftmals sorgenbeladenen Zukunftsvorstellung. Diese Sorgen können ein Zukunftsbild malen von all dem Negativen, das möglicherweise eintreten könnte, welches den Menschen für das wirklich Bestehende und auch das sich bereits andeutende Kommende blind macht. Für den Hochdruckkranken ist es eine große Herausforderung, des wirklich Positiven gewahr zu werden, den Blick zu befreien von der blind machenden, angsterfüllten Sorgenwelt seines Seelenlebens.

Die fünfte zu übende Eigenschaft ist die Unbefangenheit. Gerade die innere Unruhe und Angespanntheit, kurz dasjenige, was als Stressbelastung vielfach empfunden wird, schränken den unbefangenen Blick nach außen ein, indem man viel stärker in der eigenen Gedanken- und Gefühlswelt lebt. Vieles geht dadurch der Wahrnehmung verloren, indem Selbstbefangenheit, ein sich selber viel wichtiger Nehmen als das um einen Bestehende, die Aufmerksamkeit von dem Umgebenden ablenkt und sich auf das innere Erleben der Seele konzentriert. Seelisch gesehen entsteht eine in sich abgeschlossene Bewusstseinswelt, die vielleicht nicht einmal mehr den Gruß des anderen in der Begegnung bemerkt. Jede abgrenzende und in diesem Sinne kopfähnliche Bewusstseinsgeste geht im Leiblichen mit der Sklerose und Verhärtung einher. Öffnung nach außen und ein Interesse am anderen Menschen können hier zu heilenden Kräften werden. Diese Offenheit, Interesse und Lernwilligkeit dem Neuen und Unbekannten gegenüber entsteht durch die innere Aktivität des Ich.

Durch diese fünf Übungen und die sechste, die sich um ein harmonisches Zusammenwirken der fünf bemüht, «ein zur Gewohnheit werden Lassen», kann die Therapie wesentliche Unterstützung erfahren. Die gefährdete Mitte des Menschen, in der der Bewusstseinspol der Nervenorganisation durch die Reizüberflutung oder die seelische Dynamik des Stoffwechselsystems (verstärkt durch die Emotionen wachrufende Erlebniswelt) hereinbricht, erfährt eine Stärkung.

Unipolare depressive Störungen

Wolfgang Rißmann[156]

Leitgedanke

Depressionen gehören zu den häufigsten Krankheiten unserer Zeit und sind die häufigste Ursache für vorzeitige Verrentung. Sie sind in den Ländern westlicher Zivilisation stark im Zunehmen begriffen. Insofern zeigen sie in besonderer Weise die innere Not des auf sich selbst zurückgeworfenen modernen Menschen, verweisen damit aber auch auf die Möglichkeit innerer Neuorientierung. Depression ist mehr als vorübergehende Traurigkeit. In ihr wird das seelische Erleben in seiner Tiefe von Schwermut erfasst. Das Interesse an der äußeren Welt stirbt ab, die Empfindungen werden grau, leer und freudlos.

Damit in Verbindung steht eine Störung des Antriebs. Jegliche Art von Tätigkeit fällt schwer und wird schließlich unterlassen. Die Betroffenen beschreiben ihren Zustand wie ein inneres Gefängnis, aus dem sie nicht ausbrechen können. Die Verbindung zur äußeren Welt droht abzubrechen, die Eindrücke der Außenwelt dringen nicht mehr in das Innere vor, das Innere antwortet nicht mehr auf äußere Reize. Damit ist das gesunde Selbstvertrauen in Frage gestellt. Gedanken von persönlicher Schuld und Scham über das vergangene Leben werden zur quälenden Gewissheit. Der Betroffene sieht sich existenziell in Frage gestellt und sehnt sich nach erlösender Ruhe, entwickelt Sehnsucht nach

Sterben und Tod. In der Depression und vor allem nach der Depression kann sich auch die Sehnsucht nach Vertiefung des Lebens und Neuorientierung der inneren Werte ankündigen.

Symptomatik und Verlauf

Die Einteilung der Symptome lehnt sich an die S3-Leitlinie/Nationale Versorgungsleitlinie Unipolare Depression (Dezember 2009) an.

Die Hauptsymptome sind: gedrückte, depressive Verstimmung, Freudlosigkeit und Interessenverlust, Antriebsmangel und erhöhte Ermüdbarkeit. Zusatzsymptome sind: verminderte Konzentration und Aufmerksamkeit, vermindertes Selbstwertgefühl und Selbstvertrauen, Gefühle von Schuld, Scham und Wertlosigkeit, negative und pessimistische Zukunftsperspektiven, Suizidgedanken, Suizidabsichten und Suizidplanungen, Schlafstörungen (Ein- und Durchschlafstörungen), verminderter Appetit.

Weitere Beschwerden, die auf eine depressive Störung hinweisen, sind: allgemeine körperliche Abgeschlagenheit und Mattigkeit, Magendruck, Obstipation, Diarrhö, Gewichtsverlust, diffuser Kopfschmerz, Druckgefühl in Hals und Brust, Globusgefühl, funktionelle Störungen von Herz und Kreislauf wie Tachykardie, Arrhythmie, Synkopen, Atemstörungen wie Dyspnoe, Schwindelgefühle, Flimmern vor den Augen, Sehstörungen, Muskelverspannungen, diffuse neuralgieforme Schmerzen,

Libidoverlust, Sistieren der Menstruation, Impotenz, Gedächtnisstörungen.

Depressive Symptome können als Komorbidität bei vielen anderen körperlichen und seelischen Erkrankungen auftreten.

Nach ICD-10 werden vier Formen unterschieden: Bei der leicht- und mittelgradigen Episode kann zusätzlich ein somatisches Syndrom vorhanden sein. Eine schwergradige Episode beinhaltet immer auch somatische Symptome. Eine rezidivierende depressive Episode unterschiedlichen Schweregrades liegt vor, wenn es in der Vorgeschichte wenigstens eine weitere gab. 15 % bis 20 % aller Menschen in Ländern westlicher Zivilisation erkranken irgendwann einmal an einer Depression, wobei Frauen häufiger als Männer betroffen sind. Sie treten in immer jüngerem Alter auf. Ein Drittel der Erkrankungen verlaufen chronisch und führen dann häufig zur vorzeitigen Berufsunfähigkeit. 60 – 70 % der Betroffenen haben während einer depressiven Episode auch Suizidgedanken. 4 % aller wegen einer depressiven Störung ohne spezielle Suizidalität einmal hospitalisierten Patienten versterben durch Suizid.

Psychotherapeutische Ansätze

Die psychotherapeutische Basisbehandlung beinhaltet folgende Aspekte: Aufbau einer vertrauensvollen Beziehung, aktives stützendes Vorgehen durch Vermittlung von Hoffnung, Klärung aktueller Motivationen und Erwartungen an die Therapie, Vermittlung eines Verständnisses der Symptome, ihrer Behandelbarkeit und Prognose (Psychoedukation), Klärung aktueller Problemsituationen, Entlastung von Überforderungen, Unterstützung beim Formulieren konkreter Wünsche und erreichbarer Ziele, Einbezug von Angehörigen, Ansprechen von Suizidimpulsen.

Die durch Anthroposophie erweiterte Psychotherapie stützt sich auf diese üblichen Verfahren und wird darüber hinaus spirituelle Fragen, biografische Aspekte, Sinn- und Schicksalsfragen behandeln sowie spezielle Seelenübungen (Aufmerksamkeits- und Achtsamkeitsübungen, u. a.) anregen.

Psychopharmakotherapie

Medikamente mit den folgenden wichtigsten Substanzgruppen stehen zur Verfügung: Tri- und tetrazyklische Antidepressiva, selektive Serotonin-Rückaufnahme-Hemmer, selektive Serotonin/Noradrenalin-Rückaufnahme-Hemmer, selektive Noradrenalin-Rückaufnahme-Hemmer, Monoaminoxidase-Hemmer.

Darüber hinaus gibt es weitere Substanzgruppen und nicht klassifizierbare Substanzen wie z. B. Lithium, Trazodon, Bupropion, Johanniskraut u. a. Die Wirkung setzt in der Regel in der zweiten und dritten Woche der Therapie ein, nach drei Wochen ausbleibender Wirkung sollte die Dosis erhöht werden, ein Wechsel auf ein anderes Medikament erwogen oder ein zweites Medikament zusätzlich gegeben werden.

Weitere Gesichtspunkte zur Therapie mit Antidepressiva: siehe Leitlinie und entsprechende Fachliteratur.

Medikamentöse Therapie und äußerliche Anwendungen
Die anthroposophische Therapie mit Medikamenten und äußeren Anwendungen berücksichtigt die sehr unterschiedlichen Ursachen depressiver Erkrankungen, ihre Verlaufsformen, konstitutionellen und typologischen Eigenschaften bei den Betroffenen. Darüber hinaus ist die individuelle Situation des Betroffenen entscheidend.

Bei leichten und mittelgradigen Depressionen werden neben einer psychotherapeutischen und kunsttherapeutischen Behandlung anthroposophische Medikamente und äußere Anwendungen nachhaltige Wirkungen zeigen. Bei schweren Depressionen ist meist zusätzlich der Einsatz von Antidepressiva notwendig. Bei komplexen, zur Chronifizierung neigenden Zuständen können anthroposophische Medikamente und vor allem äußere Anwendungen deutliche Linderung und Verbesserung anregen.

Achtung: Alle Anwendungen mit Sulfur bzw. Schwefel dürfen nur unter ärztlicher Begleitung durchgeführt werden!

Vorliegen einer ausgeprägten neurasthenischen Konstitution

Medikamentöse Therapie

Zur allgemeinen Vitalisierung und Lösung von seelischen Verhärtungstendenzen:

- Argentum met. praep. D6 Trit./Weleda: 3 x tgl. 1 Msp. für 4 Wochen

Zur Erwärmung und Anregung des Stoffwechsels:

- Sulfur D6 Glob./Wala: 3 x tgl. 10 Glob. für 1 bis 4 Wochen, Behandlungsdauer hängt von Reaktion des Patienten ab wie z. B. gesteigerte Unruhe, Schwitzen, Fieberneigung u. a.

Zur Anregung von Appetit und Verdauung:

- Gentiana lutea e radice 5 % Glob./Wala: 3 x tgl. 10 Glob. für 4 Wochen, dann Wechsel
- Abrotanum D1 ZM/Weleda: 3 x tgl. 10 Tr. für 4 Wochen, dann Wechsel
- Absinthium D1 Dil./Weleda: 3 x tgl. 10 Tr. für 4 Wochen, dann Wechsel
- Herba Abrotani Teeabsud/Rezeptur: tgl. morgens 1 Tasse für 4 Wochen, dann Wechsel auf andere Teedroge wie z. B. Artemisia Absinthium, Teucrium scorodonia, Cichorium intybus

Äußerliche Anwendungen

Zur Durchwärmung und Anregung des Lichtstoffwechsels:

- Öldispersionsbad mit Eucalyptus Oleum aethereum 10 % /Wala: Vollbad 1 x wöch. max. 10 Bäder

Bei zusätzlicher schwerer Erschöpfung:

- Bad mit Auskochung von Radix Calami/Rezeptur: Vollbad 1–2 x wöch. max. 10 Bäder

Bei kalten Füßen und Einschlafstörungen:

- Fußbäder mit Schwefel (Kalium sulfuratum,1/ Rezeptur: tgl. zur Nacht max. 4 Wochen

Bei mangelhafter Durchwärmung und fehlender Fieberanamnese:

- Vollbäder mit Schwefel (Kalium sulfuratum)/ Rezeptur: 1 x wöch. max. 10 Bäder

Überwärmungsbäder nach Schlenz nur durch Fachpersonal in klinischem Rahmen, bis zu 10 Bäder 1 x wöch.

Vorliegen einer ausgeprägten hysterischen Konstitution

Medikamentöse Therapie

Bei mangelhafter Abgrenzung gegenüber Sinneserlebnissen und emotionalen Erlebnissen:

- Plumbum silicicum D6 Trit./Weleda: 1 – 3 x tgl. 1 Msp. für 4 bis 8 Wochen

Falls die Wirkung von Plumbum silicicum zu schwach ist:

- Plumbum met. praep. D6 Trit./Weleda: 1 – 3 x tgl. 1 Msp. für 4 bis 8 Wochen

Zu beachten ist dabei allerdings, dass Menschen mit seelisch empfindsamer Konstitution durch Plumbum met. präp. depressiver werden können.

Bei mangelhafter seelischer Strukturierung und

fehlender Abgrenzung, auch bei dissoziativen und leichten psychotischen Symptomen:

- Stibium met. praep. D6 Trit., Amp./Weleda: 3 x tgl. 1 Msp. bis zu 3 Mon., in schwerwiegenden und akuten Zuständen als s.c. oder i.v. Injektion

Bei gleicher Indikation, wenn Stibium D6 zu mild wirkt:

- Antimonit D6 Trit., Amp./Weleda: 3 x tgl. 1 Msp. bis zu 3 Mon., in schwerwiegenden und akuten Zuständen als s.c. oder i.v. Injektion

Bei ungenügender Strukturierung der Haut und des oberen Menschen als langfristige Basisbehandlung:

- Quarz D10 Trit./Weleda: 3 x tgl. 1 Msp. bis zu 6 Mon.

Bei Zeichen eines überquellenden Flüssigkeitsorganismus und Neigung zu Heuschnupfen, bei Neigung zu dissoziativen Symptomen:

- Gencydo 1 %, 3 %, 5 % Amp./Weleda: 3 x wöch. oder in schweren Fällen tgl. s.c. in die Waden oder zwischen die Schulterblätter, Konzentration je nach Empfindsamkeit und Schweregrad verändern

Bei ängstlicher Unruhe und Einschlafstörungen:

- Bryophyllum 50 % Trit. oder Dil./Weleda: 3 x tgl. 1 Msp. oder 3 x tgl. 10 Tr. für 4 bis 8 Wochen

Zur Anregung von Appetit und Verdauung:

- Absinthium D1 Dil./Weleda: 3 x tgl. 10 Tr.

Bei schwer hysterischen Zuständen mit mangelhaftem Appetit, Blähungen, Neigung zu Diarrhö:

- Radix Gentianae, wässriger Kaltauszug/Rezeptur: stdl. 1 Schluck für 4 Wochen

Äußerliche Anwendungen
Bei kalten Füßen und Einschlafstörungen:
- Senfmehl Fußbad/Rezeptur: tgl. zur Nacht für 4 Wochen, dann Wechsel
- Lavendel Fußbad/Weleda: tgl. zur Nacht für 4 Wochen, dann Wechsel

Störung des Lungenprozesses

Medikamentöse Therapie
Starke Betonung des formal abstrakten Denkens ohne Gemütsschwingung, anankastische Persönlichkeitsstruktur:
- Pulmo Gl Organpotenzreihe, Serienpackung I Amp./Wala: 3 x wöch. s.c. für 4 Wochen, nach 4 Wochen Pause evtl. Wiederholung
- Cinis Tabaci D6 und D20 Amp./Weleda: 4 Wochen lang D6 3 x wöch. s.c., dann 4 Wochen D20

Innere Starrheit ohne Gefühl für Rhythmus, Umstellungsschwierigkeit:
- Mercurius vivus naturalis D12 Trit./Weleda 3 x tgl. 1 Msp. für 4 Wochen, dann Wechsel

Ängstlichkeit, Antriebsschwäche:
- Ferrum sidereum D20 Trit./Weleda: morgens und mittags 1 Msp. für 4 bis 8 Wochen
- Urtica dioica Ferro culta Rh D3 Dil. oder Amp./

Weleda.: 3 x tgl. 10 Tr. oder 3 x wöch. s.c. für 4 Wochen, dann Wechsel

Äußerliche Anwendungen

- Lungenwickel mit Ingwer/Rezeptur: 3 x wöch. für 4 Wochen, nach 2 Wochen Pause evtl. Wiederholung

Störung des Leberprozesses

Medikamentöse Therapie

Bei akut depressiven Zuständen mit funktionellen Oberbauchbeschwerden wie Druck, Völlegefühl, Neigung zu Obstipation, Tagesschwankung mit Morgentief:

- Cichorium D1 Dil. oder Amp./Weleda. 3 x 10 Tr. tgl. oder 3 x wöch. s.c. für 4 bis 8 Wochen
- Cichorium Stanno cultum Rh D3 DU oder Amp./Weleda: 3 x 10 Tr. tgl. oder 3 x wöch. s.c. für 4 bis 8 Wochen

Bei akut depressiven Zuständen mit fehlender Vitalität, Adynamie, Neigung zur Austrocknung:

- Taraxacum Stanno cultum Rh D3 Dil. oder Amp./Weleda: 3 x 10 Tr. tgl. oder 3 x wöch. s.c. für 4 Wochen

Bei anhaltender, zur Chronifizierung neigender Depression, trockener, stagnierender oder überquellender Konstitution, Tagesschwankung mit Morgentief:

- Stannum met. praep. D8 Trit. oder Amp./Weleda: 3 x tgl. 1 Msp. oder 3 x wöch. s.c. für 3 Mon.

Bei akut depressiven Zuständen mit einhergehender Gallestauung, entzündlicher Reizung der Gallenwege, morgendlicher Übelkeit, schlechtem Geschmack im Mund, Kopfschmerz in Verbindung mit Obstipation, Schmerzsyndromen in der rechten Körperhälfte, Brennen und Jucken in der Haut:

- Chelidonium D1 oder D3 Dil. oder Amp./Weleda: 3 x tgl. 10 Tr. oder 3 x wöch. s.c. für 4 bis 8 Wochen
- Choleodoron Dil./Weleda: 3 x tgl. 10 Tr. für 4 bis 8 Wochen

Bei Depression infolge von toxischer Leberschädigung durch Alkohol, Drogen und Medikamente:

- Carduus marianus Kapseln/Weleda: morgens und abends 1 Kps. für 3 Mon.

Bei allgemeiner Schwäche, Reizbarkeit, Verschlimmerung durch Kälte, Rückenschmerzen und Schwäche im Kreuz, Herzschwäche und Wassereinlagerungen:

- Kalium carbonicum D6 Dil./Weleda: 3 x tgl. 10 Tr. für 4 bis 8 Wochen

Bei Durchschlafstörungen mit frühzeitigem Erwachen gegen 3 Uhr und Tagesschwankung mit Morgentief, Neigung zu Obstipation, Unverträglichkeit von fetten Speisen:

- Hepatodoron Tbl./Weleda: zur Nacht 3 Tbl. für 3 bis 6 Mon.

Äußerliche Anwendungen

Bei Antriebsschwäche, Erschöpfung, Oberbauchbeschwerden, Unverträglichkeit von fetten Speisen, Tagesschwankung mit Morgentief:

- Feucht-heiße Wickel auf die Leber mit Zusatz von Schafgarbentee/Rezeptur: tgl. oder 3 x wöch. für 4 Wochen, evtl. Wiederholung nach 2 Wochen, dann Pause

Ähnlich wie bei vorigem, aber vor allem bei Magen- und Verdauungsschwäche:

- Feucht-heiße Wickel auf die Leber mit Zusatz von Wermuttee/Rezeptur: tgl. oder 3 x wöch. für 4 Wochen

Bei Neigung zu krampfartigen Schmerzen im Oberbauch und traumatisierenden Erlebnissen:

- Feucht-warme Wickel auf die Leber mit Zusatz von Oxalis-Essenz 10 %/ Weleda: tgl. oder 3 x wöch. für 4 Wochen
- Salbenauflage auf die Leber mit Oxalissalbe 10 %/Weleda: tgl. 1 Std. für 4 Wochen

Bei Depressionen, die mit chronisch entzündlichen und gleichzeitig verhärtenden Erkrankungen der Leber zusammenhängen:

- Feucht-warme Wickel mit Schwefel (Kalium sulfuratum)/Rezeptur: 3 x wöch. für 2 bis 4 Wochen
- Salbenauflage auf die Leber mit Stannum 0,4 % Ungt./Weleda: 3 x wöch. für 1 Std. für 4 Wochen

Bei ausgeprägter Antriebsschwäche ohne innere Unruhe und Suizidalität:

- Salbenauflage auf die Leber mit Ferrum met. praep. 0,4 % Ungt./Weleda: 3 x wöch. für 30 Min. für 4 Wochen Organeinreibung der Leber:

Alternativ zu den Salbenauflagen kann auch mit den jeweiligen Salben 2 bis 3 x wöch. eine rhythmische Organeinreibung durchgeführt werden, insgesamt für 4 Wochen.

Störung des Nierenprozesses

Medikamentöse Therapie

Bei akut depressiven Zuständen mit innerem Frieren, Anspannung, Unruhe, Ängsten:

- Melissa Cupro culta Rh D3 Dil., Amp./Weleda: 3 x tgl. 10 Tr. oder 3 x wöch. s.c. für 4 bis 8 Wochen

Bei akut depressiven Zuständen mit Verkrampfungen im Oberbauch:

- Chamomilla Cupro culta Radix Rh D3 Dil., Amp./Weleda: 3 x tgl. 10 Tr. oder 3 x wöch. s.c. für 4 bis 8 Wochen

Bei akuten und subakuten depressiven Zuständen mit innerer Leere, Anspannung, Unruhe:

- Cuprum met. praep. D6 Trit., Amp./Weleda: 3 x tgl. 1 Msp. oder 3 x wöch. s.c. für 4 bis 8 Wochen

Bei Angst- und Panikzuständen im Zusammenhang mit depressiver Verstimmung:

- Cuprum met. praep. D20 Trit./Weleda: abends 1 Msp. für 4 bis 8 Wochen

Bei Anspannung und Unruhe, besonders bei begleitender Überfunktion der Schilddrüse:

- Chalkosin D4 Trit./Weleda: 3 x tgl. 1 Msp. für 4 bis 8 Wochen

Neigung zu Blähungen und Verkrampfungen im Darmbereich:

- Carbo Betulae cum Methano D6 Trit./Weleda: 3 x tgl. 1 Msp. für 4 bis 8 Wochen

Bei schwerem Lufthunger, Ängstlichkeit und Unruhe:

- Carbo Betulae D20 Trit./Weleda: 1 x tgl. 1 Msp. für 4 Wochen

Bei Tendenz zu diskreter Flüssigkeitsstauung in Augenlidern, Knöcheln:

- Equisetum arvense Rh D6 Dil., Amp./Weleda: 3 x tgl. 10 Tr. oder 3 x wöch. s.c. für 4 bis 8 Wochen

Äußerliche Anwendungen

- Feucht-heiße Wickel mit Equisetum arvense auf die Niere/Rezeptur: 3 x wöch. oder tgl. für 4 Wochen, evtl. Wiederholung nach 2 Wochen, dann Pause
- Tee mit Equisetum arvense/Rezeptur: morgens 1 Tasse für 4 Wochen

Zur inneren Durchwärmung bei Unruhe:

- Tee mit Ingwer/Rezeptur: morgens 1 Tasse für 4 Wochen
- Feucht-warme Wickel mit Ingwer auf die Nieren/Rezeptur: 3 x wöch. oder tgl. für 4 Wochen, evtl. Wiederholung nach 2 Wochen, dann Pause
- Salbenauflage mit Cuprum met. praep. 0,4 %/Weleda: tgl. oder 3 x wöch. 1 Std. für 4 bis 8 Wochen

Störung des Herzprozesses

Medikamentöse Therapie
Depression mit Düsternis, Lebensüberdruss, Schuldgefühlen:

- Hypericum Auro cultum Rh D3 Dil., Amp./Weleda: 3 x tgl. 10 Tr. oder 3 x wöch. s.c. für 4 bis 8 Wochen

Bei depressiver Verstimmung mit Schuldgefühlen, Gewissensbissen, Herzängsten:

- Aurum met. praep. D20 Trit, Amp./Weleda: 1 x tgl. 1 Msp. oder 3 x wöch. s.c. für 4 bis 8 Wochen

Bei alten Menschen mit beginnender Herzinsuffizienz, Kurzatmigkeit und Ängsten:

- Crataegus Tropfen Dil./Weleda: 3 x tgl. 10–20 Tr. für 4 bis 12 Wochen

Bei Herzängsten, verbunden mit pektanginösen Beschwerden:

- Cactus comp. II Glob./Wala: 3 x tgl. 10 Glob. für 4–12 Wochen

Äußerliche Anwendungen
Depressive Einschlafstörungen mit Grübeln, funktionellen Herzbeschwerden, Herzdruck:

- Salbenauflage auf das Herz mit Aurum/Lavandula comp. Ungt./Weleda: tgl. zur Nacht für 4–8 Wochen

Inneres Frieren, Gefühl der Hüllenlosigkeit bei depressiver Verstimmung:

- Öldispersionsbäder mit Melissa ex herba W 5 %, Oleum/Wala: 1–2 x wöch. für 4 bis 8 Wochen

Chronisch depressive Zustände vor allem bei älteren Menschen

Medikamentöse Therapie
Die angeführten Maßnahmen können die konventionelle Behandlung ergänzen.

Anhaltend depressive Stimmung mit Resignation und Schuldgefühlen:
- Aurum met. praep. D20 oder D30 Amp./Weleda: 3 x wöch. s.c. für 3 Mon.

Ängstlichkeit, Schwäche der Lebenskräfte und Antriebsschwäche:
- Ferrum sidereum D20 Trit./Weleda: morgens und mittags 1 Msp. für 3 Mon.

Anhaltend depressive Stimmung mit chronischen Stoffwechsel- und Gelenkstörungen:
- Formica D30 Amp./Weleda: 1 x wöch. s.c. für 3 Mon.

Starke Chronifizierung mit fehlender Wärmereaktion, niedriger Basaltemperatur:
- Iscucin Crataegi Amp./Wala: 2 x wöch. s.c.

Äußerliche Anwendungen
Starke Chronifizierung mit fehlender Wärmereaktion, niedriger Basaltemperatur:
- Öldispersionsbad mit Viscum Mali ex herba W 5 %, Oleum/Wala: 1 x wöch. bis 10 Bäder

- Überwärmungsbad nach Schlenz nur durch Fachpersonal in klinischem Rahmen, bis zu 10 Bäder

Kränkende Erlebnisse und Schocksituationen als auslösende Ursache

Medikamentöse Therapie

Wenn lange anhaltende kränkende Erlebnisse oder seelische Schocksituationen vorliegen, ist folgende Therapie zu Beginn indiziert:

- Argentum met. praep. D6 Trit./Weleda: abends 1 Msp. immer in Kombination mit Oxalis als Salbenauflage
- Cuprum met. praep. D6 Trit./Weleda: abends 1 Msp. bis zu 3 Mon.

Bei leicht- und mittelgradigen depressiven Episoden kann diese Behandlung zu Beginn neben psychotherapeutischen Gesprächen eingesetzt werden, bevor die eigentliche medikamentöse Behandlung der Depression beginnt. Im weiteren Verlauf sind dann andere depressionslösende Medikamente indiziert, siehe oben.

Äußerliche Anwendungen

- Oxalis 30 % Ungt./Weleda: abends Auftragung auf mittleren Oberbauch zunächst für 4 Wochen, evtl. Wiederholung nach einer Pause von 4 Wochen

Schwere seelische und körperliche Erschöpfung sowie Burnout-Syndrom als auslösende Ursache

Medikamentöse Therapie

Neben psychotherapeutischen Gesprächen, Kunsttherapie, Heileurythmie und übenden Verfahren (z. B. Seelenübungen) sind indiziert:

- Argentit D6 Trit./Weleda: abends 1 Msp. für 4 – 8 Wochen
- Cardiodoron Dil./Weleda: 3 x tgl. 10 Tr. langfristig
- Aqua Maris D3/ Prunus spinosa Summitates D5 aa Amp./Weleda: 3 x wöch. s. c. für 4 Wochen
- Levico D1 Dil./Weleda: 3 x tgl. 10 Tr. für 4 – 8 Wochen
- Hepar-Magnesium D4 Amp./Weleda: 3 x wöch. s. c. für 4 – 8 Wochen
- Ferrum sidereum D20 Trit./Weleda: morgens und mittags 1 Msp. für 4 Wochen
- Neurodoron Tbl./Weleda: 2 x tgl. 2 Tbl., morgens und abends

Äußerliche Anwendungen

- Equisetum arvense Essenz/Weleda: Fußbäder abends für 4 Wochen
- Radix Calami Teeabkochung/Rezeptur: Vollbad 2 x wöch., max. 10 Bäder. Lavendelbademilch/ Weleda: Vollbad 2 x wöch., max. 10 Bäder
- Öldispersionsbad mit Prunus spinosa e floribus W 5 %, Oleum/Wala: Vollbad 1 x wöch., max. 10 Bäder

Begleitet wird die Behandlung durch verschiedene Kunsttherapien und Heileurythmie. Der künstlerisch-therapeutische Prozess regt Freude an der Tätigkeit an und schafft Selbstvertrauen.

Durch therapeutisches Plastizieren werden die Abgrenzung gegenüber der Außenwelt und räumliche Gestaltungskraft angeregt. Maltherapie fordert durch das Farberleben die Empfindungsfähigkeit heraus. Musiktherapie und Sprachgestaltung regen Atemtätigkeit und Rhythmus an. Eurythmie und Heileurythmie aktivieren unmittelbar den Willen und Antrieb und fördern die Empfindungsfähigkeit.

Mittelohrentzündung

Georg Soldner[157]

Leitgedanke

Generell gilt für Entzündungen, dass der Organismus durch erhöhte Stoffwechseltätigkeit – oft durch Fieber unterstützt – ein bestimmtes Organ oder Organgebiet bearbeitet und es sich dadurch neu «aneignet». Die akute Mittelohrentzündung kann beim Kind und Erwachsenen in der überwiegenden Mehrzahl der Fälle ohne Antibiotika behandelt werden.[158] Wichtig sind eine rasche Diagnosestellung, der Ausschluss weiterer schwerwiegender Entzündungen der Atemwege, v. a. einer Mastoidbeteiligung beim Kleinkind. Liegen gleichzeitig z. B. eine ausgeprägte Bronchitis und eine Otitis media vor, ist sehr viel eher zu einer antibiotischen Therapie zu raten («2-Etagen-Befall»). Das Erscheinungsbild der Otitis media unterliegt längerfristigen Schwankungen, so ist die Mastoiditis auch unter konventioneller Therapie wieder häufiger geworden; u.a. mehren sich lange persistierende Ergussbildungen (Muco-/Serotympanon) z.T. nach relativ blande verlaufenden Otitiden: der Trend zur chronisch-«kühl» verlaufenden Erkrankung ist auch auf diesem Feld zu beobachten. Dies ist eher ein weiteres Argument, die akute Entzündung nicht a priori suppressiv zu behandeln, sondern primär den Organismus so zu stärken, dass er selbst die erneute Belüftung des Mittelohrs erreicht. Auch ist sehr zu empfehlen, nach dem Abklingen der Entzündung starke Lärmexposition für zwei bis drei Wochen zu vermeiden (dazu zählen auch Kindergärten, in konventionellen wurden bis 85 Dezibel gemessen). Salutogenetisch wertvoll ist es, wenn die Betroffenen – meist Kinder – darin unterstützt werden, aktiv zu hören, indem man ihnen interessevoll entgegenkommt.

Allgemeine Therapie

Parenterale Therapie

Es ist vielfach zu beobachten, dass der Beginn der Behandlung mit einer – einmaligen! – Injektion von Silicea comp. Amp./Wala 0,3 – 0,5 ml s.c. über dem Mastoid der betroffenen Seite zu sehr viel zuverlässigeren und besseren therapeutischen Ergebnissen führt. Mit einer kurzen, dünnen Kanüle (26 G, ½ Zoll) durchgeführt, ist der Einstich kaum schmerzhaft und sicher zu führen. Da die Entzündung oft auf die Gegenseite übergreift oder z. T. auch primär beidseitig beginnt, ist es in jedem Verdachtsfall ratsam, auf beiden Seiten eine Behandlung vorzunehmen.

Äußerliche Anwendungen

Solange die Entzündung schmerzhaft verläuft, sind

- Aconit Ohrentropfen/Wala: 3 – 6 x tgl., 1–2 Tropfen in den Gehörgang (körperwarm anwenden) wirksam. Anschließend immer, wenn eine Ergussbildung im Mittelohr besteht,
- Levisticum H 10% Öl/Weleda: etwas Watte mit einigen Tropfen Öl tränken und in den Gehörgang einbringen oder
- Levisticum Ohrentropfen/Wala: 2 – 3 x 2 Tr. in den Gehörgang, so lange anwenden, bis eine Repneumatisation des Mittelohrs erreicht ist

Bei kalten Füßen und schwacher Wärmeorganisation ist anfangs ein warmes, ansteigend (bis knapp 40 °C) durchgeführtes Fußbad, evtl. unter Zusatz von 3 gehäuften Esslöffel schwarzem Senfmehl, schmerzlindernd wirksam und fördert durch Unterstützung der Wärmeorganisation die Wirkung der nachfolgend genannten Mittel.

Akute Entzündung

- Levisticum Rh (= alkoholfreie wässrige Lösung) D3 Dil./Weleda: stdl. oder öfter 5 – 7 Tropfen

Ebenso bewährt sich die Komposition mit Apis mellifica, das in niedriger Potenzierung die abschwellende Wirkung von Levisticum verstärkt:

- Apis/Levisticum II Glob./Wala: stdl. oder öfter 5 Glob.

Ergänzt wird diese Therapie durch:

- Silicea comp. Glob./Wala: 3 x tgl. 7–10 Glob.

Tendenz zur purulent verlaufenden Otitis media:

- Echinacea/Mercurius comp. Supp./Wala (unter 7 Jahren: Echinacea/Mercurius comp. Supp. für Kinder/Wala): 1–2 x tgl. ein Zäpfchen

Beim zahnenden Säugling und Kleinkind (in dieser Zeit ist die Erkrankung am häufigsten) und bei starken Schmerzen:

- Chamomilla comp. Supp./Weleda

Stets sollte die Nase mitbehandelt werden, nicht durch Nasentropfen mit abschwellender Wirkung, sondern mit:

- Nasenbalsam/Wala (bei Kindern unter 4 Jahren Nasenbalsam für Kinder/ Wala): 3 x tgl., später 1–2 x tief in die Nase einbringen oder
- Schnupfencreme/Weleda: in gleicher Weise anzuwenden

Bei trockener Nase ergänzt durch mehrmaliges Einsprühen von:

- Rhinodoron® Nasenspray/Weleda

Ernährung: Ein vorübergehender Verzicht auf Milch (soweit möglich), vollständiger Verzicht auf Süßes in jeder Form und Verzicht auf schwere Speisen wird angeraten.

Tubenkatarrh

Beim Tubenkatarrh, auch Seromucotympanon genannt, ist nach Abklingen der Akutsymptomatik die Therapie bis zum Abklingen der Belüftungsstörung des Mittelohrs fortzuführen. Levisticum bleibt auch in dieser Phase – als Ohrentropfen und innerlich – die wichtigste Heilpflanze. Besteht das Seromucotympanon länger als 14 Tage, eignet sich u. a. folgende Behandlung:

- Levisticum, ethanol. Decoctum D10 Dil./Weleda
- Mercurius solubilis Hahnemanni D12 Dil./Weleda
- Sylvin (= natürliches Kaliumchlorid) D6 Dil./ Weleda aa ad 60 ml Dil.: 3 x tgl. 5–10 Tropfen

Diese Tropfenmischung kann je nach individueller Symptomatik ergänzt werden.

Wichtig bleibt es, weiterhin eine regelmäßige Nasenpflege und Unterstützung des Wärmeorganismus (z. B. durch regelmäßige warme Fußbäder u. a.) durchzuführen.

Persistierende Belüftungsstörung

Bedenkt man, dass viele öffentliche Kindergärten einen Geräuschpegel von 85 Dezibel aufweisen, dass andererseits in vielen Familien für Kinder und Eltern kaum erträgliche Spannungen existieren usw., dann wird die Vielfalt des möglicherweise Unerträglichen deutlich. Es ist wichtig, dieser Frage nachzugehen und hier Entlastung zu schaffen. Eine Belüftungsstörung kann auftreten, wenn der Betroffene «etwas nicht hören kann» (= mag).

Bei vielen Patienten, die an einer seelischen Belastung leiden und in diesem Zusammenhang Belüftungsstörungen der Ohren entwickeln, wirkt potenziertes Gold – über ca. 6 Wochen angewandt – in dieser hier genannten Hinsicht unterstützend:

- Aurum metallicum praeparatum D12 Trit./Weleda: tgl. morgens eine große Messerspitze

Äußere Anwendungen in der häuslichen Krankenpflege

Erwachsene, insbesondere aber Kinder sind über alle Sinne gesundend oder kränkend beeindruckbar. Daher spielen äußere Anwendungen in der Hausapotheke jeder Familie eine wichtige Rolle. Einige Beispiele mögen es verdeutlichen. Wichtig ist dabei, dass die Anwendungen in Ruhe und mit liebevoller Konzentration vorgenommen werden. Die achtsame Haltung und Präsenz desjenigen, der helfen will, ist Teil des komplexen therapeutischen Geschehens. Die hier wiedergegebenen Beispiele erweisen sich auch als nützliche Krankenpflege-Maßnahmen. Sie wurden gemeinsam mit der Autorin und Mutter von fünf Kindern, Petra Lange, erarbeitet, als der Ratgeber «Kindersprechstunde» ebenfalls in Arbeit war.[159,160] Substanzen in Verbindung mit der richtigen Wärme wirken über die Haut tief in alle Organbereiche und -funktionen hinein. So lassen sich beispielsweise die Atmung befreien, Schleim lösen, Fieber regulieren und Schmerzen lindern, gleichzeitig entstehen wohltuende Sinneserlebnisse und ein Gefühl der Geborgenheit.

Kamillensäckchen auf das Ohr

- bei leichten Ohrenschmerzen,
- zur Nachbehandlung von Mittelohrentzündungen

Eine Handvoll trockene Kamillenblüten wird in ein dünnes Tuch eingebunden. Dieses Säckchen wird kurz durchgeknetet, damit es weicher anliegt, und zwischen zwei Tellern erhitzt, die wie ein Deckel über einen Topf mit kochendem Wasser gelegt werden. So bleiben die ätherischen Öle am besten erhalten, und das Säckchen wird nicht nass. Das gut durchwärmte Säckchen wird auf das Ohr gelegt, mit einer Stilleinlage aus Wolle/Seide (ersatzweise unversponnene Rohwolle oder auch Watte) bedeckt und mit einem Wollschal oder einer Mütze sicher befestigt.

Dauer: mindestens 30 Minuten oder über Nacht. Zur Nachbehandlung bis zu 14 Tage lang über Nacht.

Kamillensäckchen duften angenehm und sind bei Kindern sehr beliebt. Das Säckchen muss erneuert werden, wenn der Duft nachlässt (etwa nach 4 bis 5 Behandlungen).

Zwiebelsäckchen/Zwiebelwatte für das Ohr

- bei starken Ohrenschmerzen

Eine mittelgroße Zwiebel wird fein gehackt und in ein dünnes Tuch so eingebunden, dass eine fingerdicke Rolle entsteht. Das Säckchen sollte etwa körperwarm hinter und auf das Ohr gelegt, mit einer Stilleinlage aus Wolle/Seide (ersatzweise unversponnene Rohwolle oder auch Watte) bedeckt und mit einem Wollschal oder einer Mütze sicher befestigt werden.

Dauer: 30 Minuten.

Halswickel mit Zitronensaft, heiß

- bei leichteren Halsentzündungen, auch für heisere Lehrer

Eine halbe unbehandelte Zitrone, möglichst aus biologisch einwandfreiem Anbau, wird in einer kleinen Schüssel mit sehr heißem Wasser bedeckt, mehrfach eingeschnitten und ausgepresst (mit einer Gabel festhalten, mit einem Becher ausdrücken). Bei Zitronen mit behandelter Schale verwendet man nur den mit heißem Wasser verdünnten Saft.

- Ein nicht zu dünnes Tuch wird so gefaltet oder zugeschnitten, dass es den Hals vollständig bedeckt, den Bereich um die Wirbelsäule aber ausspart.
- Dieses Tuch wird von beiden Seiten her zur Mitte hin aufgerollt, in ein größeres Wringtuch gelegt und so eingetaucht, dass die Zipfel trocken bleiben.
- Das Wringtuch wird an den Zipfeln angefasst, um den Wasserhahn gelegt und kräftig ausgewrungen. Je trockener es ist, desto verträglicher ist der heiße Wickel auf der Haut.

- Das Wickeltuch wird aus dem Wringtuch genommen, vom Kehlkopf aus so heiß, wie es eben vertragen wird, möglichst faltenfrei angelegt und mit einem Wollschal straff befestigt.

Dauer: mindestens 5 bis 10 Minuten.

Brusteinreibung mit ätherischen Ölen

mit Lavendelöl, Eukalyptusöl oder Latschenkiefernöl, maximal 10 %

- als Alternative zum Brustwickel mit ätherischen Ölen
- Eine Einreibung verlangt ruhige, konzentriert durchgeführte Bewegungen mit warmen (!) Händen und wenig (!) Öl.
- Man reibt den gesamten Brustkorb mit dem entsprechenden Öl ein und umhüllt ihn mit einem Wolltuch.

Herzsalbenlappen

mit Aurum/Lavandula comp. Creme

- bei nervös-ängstlichen Kindern mit (Ein-)Schlafstörungen
- Die Salbe wird dünn auf ein zuvor angewärmtes Bourretteseiden- oder Baumwolltüchlein aufgetragen und beim Einschlafen auf die Herzgegend gelegt.
- Die Befestigung mit dem Unterhemd reicht in der Regel.
- Bei Wärmebedürfnis kann ein Seidenschal oder Wolltuch um den Brustkorb gewickelt werden.

Dauer: über Nacht.

Bauchkompresse mit Schafgarbe

- Zur Herstellung des Tees wird eine Handvoll Schafgarbe mit ½ Liter Wasser überbrüht und gut 10 Minuten zugedeckt ziehen gelassen.
- Ein Tuch in der gewünschten Größe wird von beiden Seiten zur Mitte hin aufgerollt und zum leichteren Auswringen in ein größeres Tuch gelegt.
- Der Tee wird durch ein Sieb darüber gegossen.
- Die kräftig ausgewrungene Kompresse wird aus dem Wringtuch genommen und so heiß wie möglich auf den Bauch gelegt.
- Ein rund um den Körper reichender, straff angelegter Wollschal dient der Befestigung. Dieser soll die Kompresse weit überragen, damit keine Kältezone entstehen kann.
- Zwei nicht prall gefüllte Wärmflaschen werden seitlich am Bauch so angelegt, dass sich die Verschlüsse über der Bauchmitte treffen.

Dauer: 30 bis 60 Minuten, dann lockert man den Wollschal etwas und zieht die Kompresse heraus.

Der Wollschal bleibt während der Nachruhe (1 Stunde) oder über Nacht liegen.

Blasenkompresse

mit Eukalyptusöl 10 %

- bei Harnwegsinfekten
- Ein handtellergroßes Bourretteseiden- oder Baumwolltuch wird mit dem Öl getränkt und erwärmt.
- Das Öltuch wird gut warm auf den Bereich der

Blase aufgelegt und mit einem Wolltuch oder einer Lage unversponnener Rohwolle bedeckt.

· Darüber kommt eine gut sitzende Unterhose.

Dauer: einmal täglich für mehrere Stunden, bis zum Abheilen und ggf. auch 1–2 Wochen lang darüber hinaus.

Wadenwickel

· Fiebersenkende Behandlung

Bei kalten Füßen und/oder kalten Beinen dürfen keine Wadenwickel gemacht werden, auch wenn hohes Fieber besteht! Solange die Füße und Beine noch kühl sind, braucht der Körper vielmehr Unterstützung für seine beabsichtigte Erwärmung, um die Fieberbildung zu erleichtern. Fühlen sich die Beine jedoch «heiß» an, so kann man mit der Wärmeableitung beginnen und dem Kreislauf Entlastung verschaffen.

Für die Vorbereitung legt man ein dickes Baumwolltuch (z.B. ein Badetuch) als Matratzenschutz ins Bett.

· In eine Schüssel gibt man 2 bis 3 Liter Wasser, das kaum kühler sein sollte als die gemessene Körpertemperatur.
· Intensiver wirkt der Wickel mit Zitronenwasser. Dazu wird eine halbe unbehandelte Zitrone, möglichst aus biologisch einwandfreiem Anbau, in dem vorbereiteten Wasser mehrfach eingeschnitten und mit dem Handballen kräftig ausgepresst. Bei Zitronen mit behandelter Schale gibt man

zwei Esslöffel ausgepressten Saft in das Wasser. Ersatzweise kann Obstessig verwendet werden.

- Zwei Tücher, die vom Knöchel bis unter das Knie und ca. eineinhalbmal um das Bein herumreichen, werden aufgerollt und in das Wasser getaucht.
- Man drückt sie so kräftig aus, dass nichts mehr tropft, und legt sie an.
- Jedes Bein wird einzeln vom Knöchel bis zum Knie umwickelt und das Tuch mit einem großen Wollstrumpf, einem Wollschal oder einem dicken Baumwolltuch befestigt. Wasserundurchlässige Tücher oder Folien werden nicht verwendet!
- Das Kind ist während der Behandlung zugedeckt, bei hohem Fieber nur mit einer leichten Decke oder einem Laken. Auch die gewickelten Beine gehören unter die Decke.

Nach 5 bis 10 Minuten sind die Tücher durchwärmt und müssen erneuert werden.

Nach dreimaligem Wechsel wird eine halbstündige Pause eingelegt.

Werden die Füße während der Behandlung kalt, bricht man die Anwendung ab.

Körperwarme Wadenwickel sind eine zuverlässige fiebersenkende Behandlung. Für Eltern ist die Behandlung meist ein nächtliches Geschehen, deshalb hier noch einige Anregungen, die sich bewährt haben:

- Legt man sich nicht nur zwei, sondern vier Tücher zurecht, so hat man beim Wechsel frische Tücher bereit.
- Man zieht das durchwärmte Tuch aus der Wickel-

packung heraus, öffnet das Wolltuch und legt sofort ein frisches Tuch um das noch etwas feuchte Bein.

Leinentücher haben sich für die Wadenwickel besonders bewährt, sie sind nass etwas fester als trocken und rufen nicht das «Engegefühl» eintrocknender Baumwolltücher hervor.

Senfmehl-Fußbad

- bei Entzündungen im Nasen-, Nasennebenhöhlen- und Rachenbereich, «Polypen», großen Mandeln (Tonsillen)
- eventuell bei Migräne

Ein bis zwei Hände voll frisch gemahlenen Senfmehls werden in ein dünnes Tuch eingebunden und mit dem Knoten nach unten in einen Eimer gegeben, der mit Wasser (37–39 °C) gefüllt ist.

Dauer: bis zu 10 Minuten. Vermeiden Sie das Abkühlen des Bades durch ein über die Knie gebreitetes Badetuch.

Das Bad darf nicht mit den Schleimhäuten in Berührung kommen. Die Beine werden nach dem Bad abgespült.

Das Bad ruft eine starke Rötung der Haut hervor, die eventuell erst nach mehreren Bädern auftritt.

Es darf in der Regel nur ein Bad pro Tag zur Anwendung kommen.

Zum Abschluss der Behandlung werden die Beine mit einem milden Pflanzenöl, z.B. Malvenöl, Lavendelöl 5 % oder Olivenöl eingerieben.

Ingwer-Salz-Fußbad

Das Ingwer-Salz-Fußbad wird bei empfindlicher Haut oft besser vertragen als das mit Senfmehl.

- Kochen Sie 2 Esslöffel Ingwermehl in ca. ½ Liter Wasser kurz auf. Bei guter Verträglichkeit kann die Menge auf bis zu 4 Esslöffel gesteigert werden. Alternativ kann Saft aus frisch gepresstem Ingwer verwendet werden.
- Bereiten Sie ein gut warmes Fußbad mit einer Handvoll Meersalz vor und geben Sie den Ingwer-Brei (bzw. -Saft) hinzu.

Dauer: ca. 10 Minuten (bei Brennen vorher abbrechen).

Anschließend Füße lauwarm abspülen und mit Salbeiöl (Oleum salviae 10%) oder Olivenöl einölen.

Kühle Kompressen

- Für diese Kompressen wird 1 Esslöffel Essenz mit 9 Esslöffeln Wasser verdünnt.
- Ein dickeres Wickeltuch (doppelt gelegte Bourretteseide oder Molton) wird hineingetaucht. Das Tuch wird so ausgedrückt, dass nichts tropft, und auf den zu behandelnden Bereich glatt und faltenfrei aufgelegt.
- Befestigt wird die Kompresse mit einem Wollschal oder einem dicken Baumwolltuch.
- Mit einem Löffel oder Kännchen wird so oft etwas von der verdünnten Essenz in den Wickel hineingegossen, dass das Innentuch feucht bleibt.

mit Arnika-Essenz

- bei Prellungen, Zerrungen, Verstauchungen
- Mindestens einmal täglich wechseln. Nicht anwenden bei Arnika-Allergie oder verletzter Haut.

mit Calendula-Essenz

- bei Schürfwunden, nässenden Wunden
- Stündlich wechseln, frisch gebügelte Innentücher oder sterile Mullkompressen verwenden.
- Nach einigen Stunden lässt man die Wunde an der Luft trocknen.

Tipp: Mit dieser Kompresse lassen sich verklebte Verbände schmerzfrei lösen.

Kompresse mit Magerquark

bei Milchstau

- bei Brustentzündung nur in Begleitung durch Arzt oder Hebamme
- bei Sonnenbrand, Prellungen, Zerrungen und Verstauchungen
- Die Größe des Wickeltuches richtet sich nach der Größe des zu behandelnden Bereiches.
- Bei Sonnenbrand, Prellungen, Zerrungen und Verstauchungen wird das Quarktuch kühl aufgelegt.
- Die Brustwarze bleibt beim Anlegen der Kompresse frei.

Bei Milchstau oder Brustentzündung sollte der Wickel etwa 20 Minuten vor dem nächsten Stillen abgenommen werden. Der Milchfluss wird durch eine sanfte Öleinreibung der Brust angeregt, die Brust dadurch auch wieder erwärmt.

Achtung: Quarkkompressen sind für Kuhmilchallergiker mit Ekzemneigung nicht geeignet.

In der anthroposophischen Ernährungstherapie kommen neben dem Fokus auf Inhaltsstoffe, Komposition und Schmackhaftigkeit der Nahrung weitere Aspekte in Betracht. Diese sind sowohl für eine gesunde Ernährung hilfreich als auch im Krankheitsfall. Sie ergeben sich aus der Betrachtung der menschlichen Konstitution:

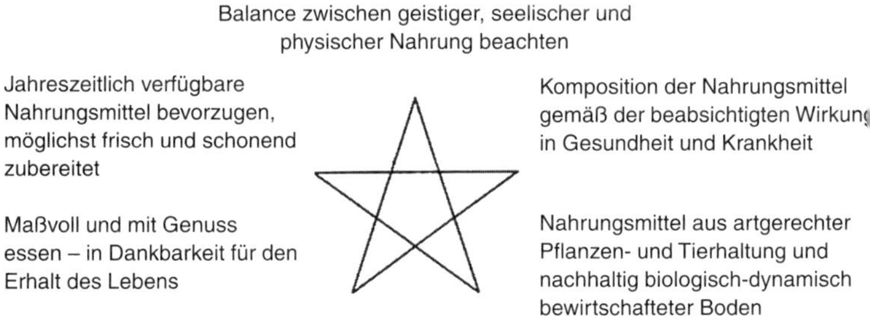

Die fünf Prinzipien anthroposophischer Ernährungstherapie

Ernährung ist immer auch Transformation, Verwandlung. Alle vier Wesensglieder sind dabei beteiligt: Die physische Organisation nimmt die Stoffe auf. Die Ich-Organisation sorgt für deren Abbau mit Hilfe der von der ätherischen Organisation gebildeten Verdauungsfermente, welche durch die astralische Organisation in den gesamten Verdauungskanal ausgeschieden werden.

Jenseits der Darmpassage wird die Nahrungssubstanz durch Aufnahme in das Pfortader-Blut, das zur Leber führt, in den Lebenszusammenhang der ätherischen Organisation aufgenommen. Indem das Blut mit den Nahrungsstoffen durch die Nieren fließt, kommt es in den Bereich der seelischen Funktionsdynamik dieses Organsystems von Ausdehnung und Zusammenziehung, Konzentration und Verdünnung. Dadurch werden die Nahrungsstoffe «durchseelt» und der Ich-Organisation zugeführt. Diese bringt sie dann in den Wärmezustand, wodurch sie «geisttragend» wird und nicht mehr materiell darstellbar ist. An dieser Aufnahme in den Wärmezustand ist maßgeblich das Herzorgan beteiligt. Ist es doch auch dieses Organ, in dem und durch dessen Tätigkeit die auf den Seiten 55 ff. dargestellte Metamorphose der Wachstumskräfte in Gedankenkräfte stattfindet. Denn hier kommt das Leben tragende Blut am Ende jeder Diastole für Bruchteile von Sekunden zum Stillstand, bevor es durch die neuerliche Systole bzw. Herzmuskelkontraktion wieder in die großen Körperschlagadern der Aorta und des Truncus Pulmonalis ausgeworfen wird. Dieser kurze Stillstand des Blutes ist für den ätherischen Organismus wie ein kleiner Sterbeimpuls, indem seine zirkulierende Lebensregsamkeit jäh unterbunden wird. Dadurch wird es der ätherischen, astralischen und Ich-Organisation möglich, sich aus ihrer körperbezogenen Tätigkeit zu lösen und dem seelisch-geistigen Leben zuzuwenden. Rudolf Steiner hat diese geistig-physische Ernährungsphysiologie in den ersten fünf Kapiteln des Buches *Grundlegendes für eine Erweiterung der Heilkunst* dargestellt und empfohlen, jede ernste Erkrankung im Kontext der Therapie auch ernährungstherapeutisch zu begleiten, um die durch den Krankheitsprozess herabgestimmte Vitalität durch diätetische Maßnahmen zu unterstützen.[161] Ein umfassendes Grundlagenwerk zu dieser krankheitsbezogenen, detaillierten anthroposophischen Ernährungstherapie steht noch aus. Es gibt aber bedeutende Pioniere wie Gerhard Schmidt, Udo Renzenbrink und Petra Kühne, die schon zu wesentlichen Grundaspekten und verschiedenen Krankheitsbildern und der therapeutischen Anwendung einzelner Nahrungsmittel publiziert haben.[162,163,164]

Eine vielgelesene Einführung des Altmeisters der Anthroposophischen Medizin nach dem Zweiten Weltkrieg – Otto Wolff – trägt den Titel: *Was essen wir eigentlich?* Auch sein mehrbändiges Werk, das auf der Grundlagenarbeit von Friedrich Husemann beruht und den Titel trägt: *Das Bild des Menschen als Grundlage der Heilkunst*,[165] ist in diesem Zusammenhang sehr lesenswert.

Durch den Ernährungsvorgang wird die substanzielle Struktur der Organe und Organsysteme kontinuierlich im «Fließgleichgewicht» gehalten und im Laufe der Jahre immer wieder vollständig ausgetauscht. Das heißt, die in der Körpersubstanz wirksamen und dirigierenden vier organisierenden Kraftsysteme bleiben identisch, wohingegen die Nahrungsstoffe kommen und gehen. Von der Kindheit bis ins hohe Alter vollzieht sich so ein Wandel auch in der Art und Weise, wie sich physische und geistige Nahrung zueinander verhalten. In der Kindheit überwiegt die Bedeutung der physischen Ernährung, im Alter die der geistigen. Die seelische Nahrung ist vom Lebensbeginn bis zum Ende gleichbleibend wichtig: Gefühle des Friedens, der Dankbarkeit, der Liebe und Zuversicht, des Mutes und der Hoffnung – insbesondere aber der Demut und Verehrung gegenüber der Wahrheit – wirken aufbauend und Leben erhaltend.

Die Abbildung auf der nächsten Seite macht diesen Doppelprozess der geistigen und physischen Ernährung graphisch anschaulich. Kein Symbol kann die Funktionalität der ätherischen Organisation besser zum Ausdruck bringen als die offene Lemniskate. Nicht nur, weil diese dem Herz-/Kreislaufsystem entspricht, indem das lemniskatisch geformte Herz an der Spitze geschlossen und nach den großen, venösen und arteriellen Ein- und Ausfuhrbahnen hin offen ist. Vielmehr entspricht seine polare Funktionsdynamik der ebenfalls polaren Funktionsdynamik der ätherischen Organisation. Die körperbezogene Wirkung der ätherischen Organisation und die dem Gedankenleben dienende Organisation haben eine dementsprechend entgegengesetzte Orientierung.

Die offene Lemniskate zeigt das polare Verhältnis der leibbildenden, inkarnierenden Wesensgliedertätigkeiten zu den außerkörperlich wirksamen Tätigkeiten, die das bewusste Seelen- und Geistesleben konstituieren. Muss der Körper zu viel verdauen, erlahmt die seelisch-geistige Aktivität. Müdigkeit und vermehrtes Schlafbedürfnis sind die Folge. Wird zu wenig und überwiegend leicht Verdauliches gegessen, sind erhöhte Wachheit, auch Nervosität und etwas «außer sich sein» die Folge. Oft wird dies verstärkt durch Einschlafstö-

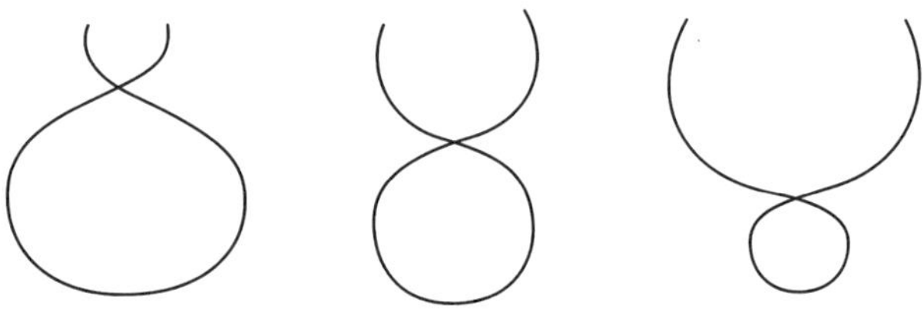

Körperliche Entwicklung und Involution

rungen und ein damit verbundenes chronisches Schlafdefizit. Durch möglichst regelmäßiges und maßvolles Essen für ein altersentsprechendes Gleichgewicht zwischen der körperlichen und geistigen Leistungsfähigkeit zu sorgen, ist lebenslang Aufgabe.

Ein Praxisbuch zu einer dieserart seelischen und geistigen Ernährung für die verschiedenen Lebensalter im Zusammenhang mit der jeweils physischen steht ebenfalls noch aus. In der genannten Literatur finden sich jedoch schon manche Anregungen dazu. Diesen Zusammenhang differenziert zu erarbeiten, erscheint mir vor allem im Hinblick auf die Zukunft notwendig. Gibt es doch einerseits den Umstand, dass ein Großteil der Menschheit zu viel isst, jeder neunte Mensch dennoch abends hungrig ins Bett geht. Und nur wenige können sich eine biologisch wertvolle und nachhaltig angebaute Nahrung leisten. Hier ist ein Bewusstseinswandel, eine umfassende Neuorientierung nötig, die auch die Erziehungsfragen mit einschließen kann, die zu einem Verständnis der geistigen Ernährung beitragen. Denn «der Mensch lebt nicht vom Brot allein, sondern von einem jeglichen Wort, das aus dem Mund Gottes geht».[166] Geistige und physische Ernährung unterstützen einander. Entscheidend ist, dass der Gesunderhaltung der Böden und des Saatguts mehr Aufmerksamkeit und Unterstützung zukommt. Daher gibt es bedeutsame Initiativen, wo auf dem Boden der anthroposophischen Heilpädagogik und Sozialtherapie die Belange der biologisch-dynamischen Landwirtschaft und der Saatgutforschung voll integriert sind, wie z. B. in der Lebensgemeinschaft Bingenheim.[167]

Biografiearbeit

Du Weisheit meines höheren Ich,
die über mir den Fittich spreitet
und mich vom Anfang her geleitet,
wie es am besten war für mich, –

Wenn Unmut oft mich anfocht: nun –
es war der Unmut eines Knaben!
Des Mannes reife Blicke haben
die Kraft, voll Dank auf Dir zu ruhn.

Christian Morgenstern[168]

Rudolf Steiner hat nicht nur im Zusammenhang mit der Waldorfpädagogik in detaillierter Weise die Entwicklungsgesetzmäßigkeiten nach Leib, Seele und Geist in Kindheit und Jugend dargelegt. Vielmehr war es ihm ein Anliegen, die Gesetze biografischer Entwicklung zwischen Geburt und Tod darzustellen, im Kontext von Wiederverkörperung und individueller Formen der Schicksalsgestaltung.[169,170]

Auf dieser Grundlage haben Pioniere der Biografiearbeit, wie Bernard Lievegoed und Gudrun Burkhard, aber auch der Psychiater Rudolf Treichler, diese Gesetzmäßigkeiten für den therapeutischen Alltag aufbereitet und zugänglich gemacht.[171,172] Im Unterschied zur Psychotherapie geht es in der Biografiearbeit darum, jedem interessierten Menschen die Möglichkeit zu geben, die eigene Biografie in ihrer Sinnhaftigkeit zu erkennen und bewusster im Fortgang des Lebens mitzugestalten und «in die Hand zu nehmen». Deutlich abzugrenzen davon ist die anthroposophische Psychotherapie und Psychosomatik, die das Regelstudium voraussetzt sowie das Studium der anthroposophischen Psychotherapie als qualifizierte Weiterbildung.[173]

Biografiearbeit ist demnach eine unspezifische Zusatzqualifikation, die jeder zu dem Beruf, den er ausübt, als sein Kompetenzspektrum erweiternde Modalität hinzu erwerben kann. Wird sie von Ärzten durchgeführt, dann folgt sie einem primär therapeutischen Ansatz, in der Hand des Priesters wird sie in die Seelsorge integriert. Psychologen, Sozialarbeiter, Kunsttherapeuten, Unternehmens- und Lebensberater hingegen bieten sie im Rahmen ihrer beruflichen Tätigkeit an.

Grundlage der Ausbildung ist das Aufarbeiten der eigenen Biografie und die damit verbundene Sensibilisierung für die biografischen Zusammenhänge anderer Menschen. Besonders wichtig ist dabei die Rolle des Ich als Zentrum und Ausgangspunkt jeder biografischen Entwicklung. Das Interesse zu schulen für den ganz individuellen Schicksalsverlauf eines jeden Menschen und die Bedingungen seiner Entwicklung kennenzulernen, ist die Arbeit, die nur im Dialog mit dem Klienten gelingen kann. Man kann Biografiearbeit aber auch persönlich für sich betreiben, indem man aus der umfangreichen Fachliteratur einige Werke heranzieht und den Weg durch den eigenen Lebenslauf in Selbstberatung und Selbstwirksamkeit geht.[174]

Aufgabe und Sinn der Biografiearbeit ist es in jedem

Fall, das Leben als Entwicklungsweg zu entdecken und Lebensbejahung und Lebensfreude zu erlernen. Auf dieser Basis können dann auch die menschlichen Beziehungen neu angeschaut werden, wodurch sich Möglichkeiten eröffnen, diese anders schätzen zu lernen, zu heilen und/oder weiter zu entwickeln.

Oft gehört viel innere Kraft dazu und auch Objektivität und Selbstlosigkeit, um sich mit einem Lebenslauf zu identifizieren, der einem nicht gefällt und von dem man nie gewünscht oder gedacht hätte, dass man ihn realisieren muss. Man hat vielleicht Schlimmes erlebt, was man niemandem wünschen möchte und eigentlich auch nicht für möglich gehalten hat. Man ist unter Umständen gefordert, auch Erlebnisse zu verarbeiten, die einen im Kern verletzt und geschädigt haben. Wer sich jedoch mit der Gesetzmäßigkeit der wiederholten Erdenleben auseinandersetzt, kann sich auch fragen: Was will mir das sagen? Hat es mit meinem persönlichen Schicksal zu tun oder bin ich hiermit ein Kind meines Volkes, einer bestimmten Zeit und ist es damit Volksschicksal oder Zeitschicksal, was sich in meiner persönlichen Biografie niederschlägt und von mir mitgetragen und verantwortet werden kann? Wenn es aber primär mit mir zusammenhängt, kann ich mich fragen: Würdest du es aushalten, zu erkennen, dass du in einem früheren Leben auch Grausamkeiten begangen hast? Könntest du es aushalten, zu erkennen, dass du ein Übeltäter warst? Könntest du es ertragen, zu erkennen, dass derjenige Mensch, mit dem du in diesem Leben größte Schwierigkeiten hast, jemand ist, den du vielleicht in einem früheren Leben geschädigt hast?

Sich selbst als das Opfer vorzustellen, ist bedeutend leichter, als sich mit der Rolle des Täters zu identifizieren. Wenn man sich jedoch in solche Fragen eingelebt hat, dann kann man versuchen, weiterzugehen und sich zu fragen: Was in meinem gegenwärtigen Leben könnte denn der heilsame Ausgleich für mögliche unangenehme Seiten einer meiner früheren Biografien sein?

Spontan neigen viele Menschen dazu, das Widrige des Schicksals als ungerecht von sich zu weisen und die Schuld bei anderen zu suchen. Diese sind es, die uns missverstehen, uns übelwollen oder ignorieren oder Ähnliches. Das Gute, das uns widerfährt, nehmen wir eher als zu uns gehörig und gerechtfertigt hin.

Erstreckt sich die Biografiearbeit auch auf diese geistige Ebene, so mündet sie unmittelbar in die heute so notwendige Selbstschulung ein, wie sie z. B. in Steiners Werk «Wie erlangt man Erkenntnisse der höheren Welten?» beschrieben ist. In diesem Buch werden durch Übungshinweise Mittel an die Hand gegeben, Fähigkeiten zu schulen, die einen in die Lage versetzen, in jeder Schicksalsgegebenheit bei sich zu bleiben und das Leben selbst als Entwicklungsweg mit Einweihungscharakter zu erkennen. Eine solche innere Arbeit, wie anfänglich sie auch geübt wird, ist für das Verarbeiten der Konflikte des täglichen Lebens von unschätzbarem Wert. Denn allein der Gedanke, dass die Ereignisse des Lebens einem etwas sagen wollen und Anlass für die Ausbildung neuer Fähigkeiten sein könnten, kann dazu helfen, sich freier und unternehmerischer gegenüber bestimmten Verhaltensweisen anderer Menschen zu fühlen und auch mit mehr Ruhe und Gelassenheit auf das eigene Leben hinzublicken. Indem wir nicht allein die Vergangenheit mit ihren Ursachen im Auge haben, sondern vor allem die (positiven) Folgen für die Zukunft, werden wir motiviert, dasjenige zu tun, was uns möglich ist, um den Ereignissen eine positive Wende zu geben und so eine konstruktive Zukunft mit herbeizuführen.

Anthroposophische Psychiatrie und Psychotherapie

Die anthroposophische Psychiatrie geht auf Dr. med. Friedrich Husemann zurück, Arzt für Neurologie und Psychiatrie. Er gründete 1930 die Friedrich-Husemann-Klinik in Wiesneck bei Freiburg. Für die Psychotherapie und Psychiatrie vermittelt die Anthroposophie durch ihr spirituelles Menschenbild einen neuen Ausgangspunkt. Da sie aufzeigt, dass es das übersinnliche Menschenwesen selber ist, das – wenn auch unbewusst – den Leib aufbaut, können die psychopathologischen Symptome aus der Wesensgliedermetamorphose (siehe Seite 51) hergeleitet und in ihrem Organbezug verstanden und dementsprechend behandelt werden. (Siehe das Behandlungsbeispiel Seite 128 ff.)

Ab 1975 begann eine Arbeits- und Forschungsgruppe der ersten Initiativgruppen für Psychotherapie in Deutschland und in den Niederlanden damit, Voraussetzungen für die Entwicklung einer spezifisch anthroposophischen Psychotherapie und ihre Weiterbildungsprogramme für qualifizierte Fachleute in vielen Ländern zu schaffen. 2012 trug einer der Vertreter dieser Initiative, Ad Dekkers, durch sein Buch *Psychotherapie der menschlichen Würde*[175] eine wichtige Arbeitsgrundlage dafür bei.

Zur Placebo-Frage

Es ist der anthroposophischen Wissenschaftlerin und Ärztin Gunver Kienle zu verdanken, dass 1995 bereits eine auch international viel beachtete Studie zum Placeboeffekt vorgelegt werden konnte. Sie zeigt, welche Phänomene fälschlicherweise dem Placeboeffekt zugerechnet werden, und dass für die Existenz des postulierten Placeboeffekts in der von ihr umfassend untersuchten bisherigen Placebo-Literatur kein wissenschaftliches Fundament ersichtlich ist.[176]

Obwohl die Existenz des Placeboeffekts seit mehr als 40 Jahren als wissenschaftliche Tatsache angesehen wird, konnte Kienle in ihrer Arbeit zeigen, auf welch fragwürdiger Basis die Angaben und Behauptungen zum Placeboeffekt stehen. Faktoren, die einen Placeboeffekt vortäuschen können, sind: therapeutische Wirkung einer Sicherheit und Geborgenheit vermittelnden Arzt-Patient-Beziehung, Spontanheilungen, Glaube an die Therapie, starker Wille, gesund zu werden, eine positive, neue Einstellung zur Erkrankung, der Beginn einer wichtigen menschlichen Beziehung, spontane gesundheitliche Schwankungen, begleitende Therapiemaßnahmen, psychosomatische Effekte, psychotherapeutische Effekte und vieles mehr. Weitere Faktoren, die einen Placeboeffekt vortäuschen können, sind: Selektionseffekte, Gefälligkeitsauskünfte, konditionierte Angaben, unkritischer Umgang mit Anekdoten, falsches Zitieren, falsche Interpretation von Alltagssymptomen und manches mehr. Fazit: Was als Placebowirkung bezeichnet wird, ist etwas konkret Wirksames, was nicht erkannt bzw. untersucht wurde. Dieses gilt es zu erforschen und seriös zu benennen, anstatt den Scheinbegriff Placebo in die Wissenschaft einzuführen.

In Gesundheit und Krankheit sind Prozesse wirksam, die in ihrer Vielschichtigkeit ein Menschenbild erfordern, das Leib, Seele und Geist des Menschen funktionell verbinden kann. Dann kann differenziert beurteilt werden, was geschieht oder geschehen ist, und der Lückenbüßer «Placebo» für das Unerklärliche wird überflüssig.

Künstlerische Therapien[177]

«Ein Weg der lebensdurchpulsten, lebenserhärteten, aber auch besonnenen und durchsonnten Ergreifung des Ich ist die Kunst.» Mit diesen Worten charakterisiert Marie Steiner den zentralen «Wirkmechanismus» jeden künstlerischen Schaffens – so auch den der künstlerischen Therapien.[178] Denn was die künstlerischen Therapien gemeinsam haben, ist, dass sie an das schöpferische Ich appellieren. Dieses – der Künstler in uns, der schöpferische Mensch – wird geweckt, angeregt und in konstruktive Tätigkeit versetzt, mit entsprechend positiver Wirkung auf den Leib/Seele-Zusammenhang.

Die in der Anthroposophischen Medizin zum Einsatz kommenden künstlerischen Therapien haben sich zum einen aus der Waldorfpädagogik entwickelt, wo die künstlerische Tätigkeit in Form eines detaillierten, altersspezifischen Lehrplanangebots entwicklungsfördernd, aber auch aus therapeutischer Indikation eingesetzt wird. Zum anderen hat Ita Wegman in ihrem Klinisch-Therapeutischen Institut in Arlesheim daran anknüpfend – insbesondere in der Zusammenarbeit mit der Ärztin Margarethe Hauschka – die künstlerische Therapie auch für den Einsatz am kranken und schwerkranken Menschen weiterentwickelt. Eine dritte Entstehungsursache liegt im Engagement einiger Künstler auf den Gebieten der Sprach- und Gesangskunst, der

Musik, des malerischen und bildnerischen Gestaltens, die ihre Kunst in den Dienst des kranken Menschen stellen wollten. So hat sich bis heute – differenziert in verschiedenen Schulen in den Ländern Australien, Belgien, Brasilien, Deutschland, England, Finnland, Frankreich, Indien, Italien, Neuseeland, Niederlande, Russland, Schweden, Schweiz, Slowakei, Spanien und Tschechien – eine anthroposophisch-kunsttherapeutische Berufsbewegung entwickelt, die in manchen Ländern – so auch in Deutschland, der Schweiz und in den Niederlanden – bereits integrierter Bestandteil der Gesundheitsversorgung ist.

Im Folgenden seien einige Gesichtspunkte zu den Therapieformen genannt, die sich an das Wesensgliederverständnis anschließen und die Richtung der therapeutischen Wirksamkeit aufzeigen.

Die künstlerische Tätigkeit – so Rudolf Steiner in seinen Vorträgen «Kunst im Lichte der Mysterienweisheit» – hat ihren Ursprung in den frei gehandhabten Wesensgliedertätigkeiten des Menschen (siehe Seite 49 ff.): Der physische Leib bewahrt Form und Architektur. Der Ätherleib besitzt das plastisch bildende Vermögen. Der Astralleib ist seinem Wesen nach musikalisch. Die Ich-Organisation wirkt über die Gesetze der Sprache. In Wachstum und Entwicklung wirken die Wesensglieder im Sinne der Naturgesetze der Evolution. In der Kunst werden dieselben Gesetzmäßigkeiten frei gehandhabt und bringen das schöpferische Vermögen des Menschen zum Ausdruck. Kunst offenbart auf diese Weise – wie Goethe schreibt – «geheime Naturgesetze». Es sind die Gesetze der Seelen- und Geistnatur des Menschen, die in seinem Freiheitswillen wurzeln. Mit Hilfe dieser Gestaltungsmöglichkeiten (nicht Naturnotwendigkeiten!) kann er Natürliches und Technisches nachahmen, persönlich Erlebtes zum Ausdruck bringen, aber auch Übersinnliches, geistig Erlebtes und Geschautes sinnlich sichtbar machen. Je nach gehandhabtem Medium projizieren sich die künstlerischen Fähigkeiten und Gesetzmäßigkeiten unterschiedlich. Immer aber ist es das menschliche Ich, das sich der schöpferischen Möglichkeiten seiner Wesensglieder bedient.

Architekturtherapie

In der Architektur werden die Baugesetze der physischen Organisation nachgeahmt und künstlerisch frei kombiniert gehandhabt. Auch die sogenannte organische Architektur entnimmt ihre Formprinzipien denjenigen des Knochenbaus, der Bänder und Muskelzüge in der ihnen eigenen Statik und Dynamik. Die Formen unserer Knochen und den funktionellen Einsatz von Armen, Beinen und der Gesamtgestalt finden wir in den Säulenformationen wieder. Das mit den Armen formbare Rechteck, der Kubus, die Wölbung des Kopfes, das Oval des Rumpfes – all das sind Projektionen der physischen Konstitution. Therapeutisch wirkt die Architektur, wenn ihre Proportionen harmonisch sind und eine klare geometrische Komposition zugrunde liegt. Denn Formen und ihr Verhältnis zueinander werden ebenso über die Sinne wahrgenommen und innerlich mitvollzogen wie Farben und Klänge – nur unbewusster. So können z. B. reaktive Depressionen, die mit Wohnverhältnissen zusammenhängen, in wenigen Wochen komplett verschwinden, wenn die Zimmerdecke höher ist, Farben und Licht zur Wirksamkeit kommen – und das auch, wenn die neue Wohnung dieselbe Anzahl von Quadratmetern hat.[179,180] Diese wohltuenden Wirkungen der Architektur von Waldorfschulbauten, Camphill-Einrichtungen und Kliniken bilden das Fundament einer noch weiter zu entwickelnden Architekturtherapie.[181,182,183] Baubiologische Gesichtspunkte gehören ebenfalls in diesen Kontext sowie die Gestaltung der jeweiligen Umgebung.

Plastiziertherapie

In der Plastiziertherapie wird die vorstellende, denkende Aktivität der ätherischen Organisation mit der bildenden und gestaltenden Willenstätigkeit der Arme und Hände verbunden. Im Bereich der körperlichen Krankheiten wird dies zur Stärkung des Ätherleibes eingesetzt.[184] In der Dyslexiebehandlung, der Lese-Rechtschreibschwäche im Schulalter, ist das Plastizieren der großen und kleinen Buchstaben hilfreich.

Bei Verhaltensauffälligkeiten von Kindern und psychiatrischen Krankheitsbildern im Jugend- und Erwachsenenalter hat sich z. B. das Plastizieren der fünf platonischen, geometrischen Körper bewährt – auch im klinisch-stationären Bereich.[185] Meist ausgehend vom Plastizieren einer harmonischen Kugelgestalt, werden aus dieser «Mitte» zwischen der Vollkommenheit eines Gedankens aus der Geometrie und der Bereitschaft, etwas zu tun, d. h. der noch nicht bestimmten Willenstätigkeit, in Ruhe Schritt für Schritt die neuen, reinen Formen gestaltet. Der Plastizierende kommt dadurch zu sich, atmet tiefer und gewinnt Abstand zu seinen Alltagsproblemen.

Maltherapie

Leonardo da Vinci schrieb in seinem Buch für Maler, dass man den ungeübten vom professionellen Maler dadurch unterscheiden könne, dass der Ungeübte nicht erkennt, dass er sich beim Malen selbst in seinen Erlebnisweisen darstellt und projiziert. Der professionelle Maler hingegen weiß, was er gestaltet, und kann Projektionen von objektiv durch künstlerische Mittel Dargestelltem unterscheiden.[186]

In der ersten Stunde einer Maltherapie lässt der anthroposophische Therapeut seine Patienten frei malen. Selbstverständlich drücken sie dadurch etwas von ihrer Krankheit aus, projizieren diese in Farbe und Form auf das Papier. Wenn der Therapeut sich in der Diagnose nicht sicher ist, lässt er weitere Bilder frei malen. Diese Erstlingsbilder sind diagnostische Bilder. Sie inspirieren dann für den therapeutischen Weg mit den Mitteln der Maltherapie.

Entsprechend empfahl Rudolf Steiner den Lehrern an den Waldorfschulen, ihre Schüler nicht «aus dem Bauch heraus» frei malen zu lassen. Weshalb? Auch wenn es hin und wieder sinnvoll sein kann, damit der Lehrer den aktuellen Gesundheitszustand der Kinder sieht, ist es doch Aufgabe des Unterrichts, «professionelle» Aufgaben zu stellen, Übungen zu geben, deren individuelle Ausführung einen heilsamen Einfluss auf die Entwicklung der Schüler haben. Über die Malerei wird primär die seelische Befindlichkeit angesprochen und verändert, was positiv stimulierend auf die körperliche Konstitution zurückwirkt.[187,188,189] Bewährte Indikationen für die Maltherapie sind Depressionen, rheumatische Erkrankungen, Schmerzzustände sowie die palliativmedizinischen Hilfen für die Lebensqualität beim bettlägerigen Patienten.

Musiktherapie

Der astralischen Organisation sind die Gesetze der Musik eigen. Hier erlebt sich das Ich in seinen Stirb- und Werde-Erfahrungen tätig.[190] So ist es nicht verwunderlich, dass gerade das «musikalische Gespräch» in der Therapie an die innersten Seelenerlebnisse rührt. Der Mensch erlebt durch die Musik seine Innerlichkeit unmittelbar. Abgründe, Auf- und Abstiege und Turbulenzen des Lebens, aber auch die Zerrissenheit und das Zersplittert-Sein seines Ich-Bewusstseins: Alle diese Erlebnisse, die nur schwer oder gar nicht in Worte zu bringen sind, können durch die Musik und ihre Rhythmen, Dissonanzen, abrupte Pausen, Spannungen und Harmonien unmittelbar ausgedrückt werden. Dies therapeutisch einzusetzen, ist bei einer Vielzahl von Krankheitsbildern hilfreich.[191,192] Besonders geeignet zeigt sich die Musiktherapie bei Verhaltensstörungen im Kindes- und Jugendalter[193], bei Essstörungen, Konzentrationsproblemen, mangelnder Impulskontrolle, Suchterkrankungen[194] sowie Angststörungen. Ihre intelligenzfördernde und ordnende Funktion auf die Entwicklung von Gehirn und Nervensystem ist inzwischen auch durch wissenschaftliche Studien belegt und in der Schulmedizin anerkannt.[195]

Gesangstherapie

Durch gesungene Vokale erfährt das seelische Empfinden Differenzierung, innerliche Vertiefung und auch Ausdruck. Indem der Klang durch die menschliche Gestalt hindurch vibriert, können gestaute und blockierte Kräfte wieder zum Fließen gebracht werden. Gesangstherapie belebt und harmonisiert über Klang und Atem und kann so helfen, das innere Gleichgewicht neu zu finden.[196] Singen eignet sich auch zur Prävention von depressiven Verstimmungen bei melancholischen Kindern.

Von der anthroposophischen Gesangstherapeutin Valborg Werbeck-Svärdström stammt eine neue therapeutische Gesangsmethode, die unter dem Namen «Schule der Stimmenthüllung» bekannt wurde. Derzeit gibt es Aus- bzw. Weiterbildungen in der Schweiz, in Deutschland, Brasilien und in den USA.[197]

Therapeutische Sprachgestaltung

Durch das Wort ragt eine höhere Wirklichkeit in die menschliche Seele hinein. Im Sprechen projiziert sich eine Weisheit, die in der Sprache, im Wort selbst liegt. Mit Worten sind reale Wesen und Realitäten verbunden. Wir haben viele Möglichkeiten, die Heilkraft des

Wortes therapeutisch zu nützen: im therapeutischen Gespräch, in Krankenmeditationen, durch Gedichte, Gebete, in der Arbeit mit dem Wort selbst.

Folgende Beispiele von zwei Krankenmeditationen mögen dies verdeutlichen. Wer diese Meditationen sanft, in langsamer, deutlich artikulierter Form leise zu sich selbst spricht, kann unmittelbar etwas von ihrer ordnenden Kraft empfinden:[198]

Ich denke an mein Herz
Es belebet mich
Es erwärmet mich
Ich vertraue fest
Auf das ewige Selbst
Das in mir wirket
Das mich trägt.[199]

Ich trage Ruhe in mir,
Ich trage in mir selbst
Die Kräfte, die mich stärken.
Ich will mich erfüllen
Mit dieser Kräfte Wärme,
Ich will mich durchdringen
Mit meines Willens Macht.
Und fühlen will ich,
Wie Ruhe sich ergießt
Durch all mein Sein,
Wenn ich mich stärke.
Die Ruhe als Kraft
In mir zu finden
Durch meines Strebens Macht.[200]

Der Sprachtherapeut kann aber auch direkt an der Sprache arbeiten, wie dies in der Logotherapie geschieht. Dafür stehen viele von Rudolf und Marie Steiner entwickelte Artikulations-, Vokal- und die Atmung regulierende Übungen zur Verfügung.[201,202,203]

Heileurythmie/Eurythmie-Therapie[204]

Die Heileurythmie/Eurythmie-Therapie verdankt ihr Entstehen der in den Jahren 1912 bis 1924 entwickelten Kunsteurythmie, aus der ab 1919 die pädagogische und ab 1921 die therapeutische Eurythmie hervorgingen.[205] Die von Beatrix Hachtelt erstellte umfangreiche Bibliografie macht deutlich, was seither nicht nur an Fachartikeln zu dieser Therapieform erschienen ist, sondern auch an Forschungsergebnissen, die ihre Wirksamkeit belegen.[206,207]

«Jede Form ist eine zur Ruhe gekommene Bewegung», bemerkt Rudolf Steiner in seinem Lehrgang zur Heileurythmie.[208] Durch die eurythmischen Bewegungen wird die physische Organisation an die Bewegungs- und Strömungsgesetze des Ätherischen angepasst, d.h. den Bildebewegungen, welche die menschliche Gestalt hervorbringen. Diese Bewegungsformen belegte Erich Blechschmidt (1904–1992), Humanembryologe und Anatom, indem er die Bildebewegungen des Embryos im Laufe seiner Entstehungszeit dokumentierte und publizierte (siehe Seite 46ff.).

Heute können auch hochauflösende Ultraschallaufnahmen die Organformen, -funktionen und -bewegungen der eurythmischen Bewegungsgesetze und auch die Luftlautformen beim Sprechen sichtbar machen.[209] Die therapeutische Wirkung dieser Bewegungsprozesse kann auf vierfache Weise erfolgen:

1. In Form des Anschauens künstlerischer Bühneneurythmie über das innere Miterleben und Nachahmen über die Sinne.
2. In Form der pädagogischen Eurythmie, die durch den altersspezifischen Lehrplan der Waldorfpädagogik von der Kindergartenzeit bis in die Oberstufe die körperlich-seelische Reifung fördert.
3. In Form der hygienischen Eurythmie, durch allgemein anregende oder konsolidierende Übungen durch das Vokalisieren und/oder Konsonantieren von Sprüchen und Gedichten sowie durch toneurythmisches Üben. Die Wirkung ist regulierend, zentrierend, harmonisierend. Besonders wirksam sind diese Übungen, wenn sie in Form gemeinschaftlichen Übens in einer Gruppe gemacht werden. Dann kommen zur Wirkung der Eurythmie selbst noch die fröhlichen, humorvollen oder auch stillen und ernsten, immer jedoch positiven zwischenmenschlichen Beziehungsqualitäten hinzu.
4. In Form der spezifischen Heileurythmie, durch welche die Bewegungsgebärden der Kunst- und pädagogischen Eurythmie so modifiziert werden, «dass sie aus der kranken Wesenheit des Menschen so fließen wie die anderen aus der gesunden».[210] Hier wird die Kraft der Laute oder einer bestimmten Bewegung so orientiert, dass sie ihre positive Wirkung auf das erkrankte Organ oder Organsystem richten kann.

Allen vier Therapieprinzipien liegt das spezifisch Heilende der Eurythmie zugrunde: dass nämlich der physische Leib die Strömungsformen und Bildeimpulse der ätherischen Organisation intensiver aufnimmt, wodurch diese verstärkt und spezifischer wirken können.

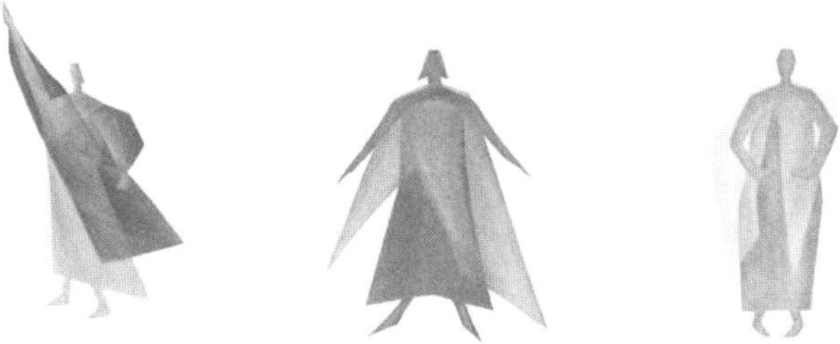

Beispiele für Eurythmiefiguren

Bewegung:	Gelb
Gefühl:	Rot
Charakter:	Blau

Mit der Bewegung des Lautes ist der Formaspekt angesprochen, der von der menschlichen Gesamtgestalt ausgeführt wird und der Bewegung ihren Sinnbezug gibt, ihren körpersprachlichen Ausdruck. Dieser Form- und Sinnaspekt kommt im Gewand der Eurythmiefigur zum Ausdruck. Die zur Lautgebärde gehörige Gefühlsbewegung wird durch die Farbe des Schleiers anschaulich gemacht. Die Muskelspannung hingegen, die der ausgeführten Bewegung den Charakter gibt, ist der Willensaspekt des Lautes und tritt als dritte Farbstimmung hinzu. So sind Leib und Seele in ihrer Totalität gefordert, sich den regenerierenden Bildeimpulsen des Ätherischen anzupassen.

Anthroposophische Pflege und Körperarbeit[211]

Bei einer Umfrage der Techniker-Krankenkasse zur Patientenzufriedenheit belegte 2007 das anthroposophische Gemeinschaftskrankenhaus Havelhöhe in Berlin unter den damals in die Befragung einbezogenen 200 Kliniken in Deutschland den 1. Platz. Weitere Umfragen mit ähnlich guten Ergebnissen folgten. Bei Untersuchungen zur Patientenzufriedenheit schneiden die anthroposophischen Krankenhäuser in der Regel deshalb überdurchschnittlich gut ab, weil die anthroposophische Krankenpflege herausragend gut ist. Sie wird an staatlich anerkannten Pflegefachschulen gelehrt und brachte eine neue Kultur in den Pflegeberuf ein.

Zwischen Arzt und Patient ist – je nachdem, wie schwer die Krankheit ist – die Pflege das entscheidende Dritte. Haltung und Geste, das Angebot zur Hilfeleistung dem Betroffenen im Zustand der Hilflosigkeit so zu vermitteln, einen solchen Umkreis zu schaffen, dass der Kranke bis zuletzt die pflegerische Maßnahme gut und gerne annehmen kann, ist nicht selbstverständlich. Es muss gelernt und gekonnt sein. Wenn die Pflege nicht menschengemäß, nicht menschenwürdig und spirituell orientiert von echtem Menschenverständnis durchdrungen ist, stößt sie ab und läuft Gefahr, etwas Demütigendes an sich zu haben.[212]

Es sind vor allem zwölf Gesten, die Pflege charakterisieren und je nach Situation besonderer Berücksichtigung bedürfen: Freiraum schaffen, Einhüllen, Ausgleichen und Harmonisieren, Anregen und Reizen, Belasten, Erwecken, Bestätigen, Aufrichten, Reinigen, Ernähren, Entlasten, Abwehren. Diese Grundgesten leiten in der anthroposophischen Pflege das Handeln – immer mit dem Ziel, dem betroffenen Menschen wieder zu mehr Selbständigkeit und Autonomie zu verhelfen oder zumindest zu einem menschenwürdigeren Dasein.[213] In der praktischen Tätigkeit ergänzt die anthroposophische Pflege das konventionelle Pflegeangebot um Maßnahmen wie Wickel, Auflagen und Einreibungen.[214,215] Akute und chronische Beschwerden sowie Behinderungen lassen sich oft durch medizinische Maßnahmen allein nicht beseitigen oder wesentlich bessern. Hier ist es die Pflege, die mehr Lebensqualität ermöglicht und dem Menschen das Erlebnis von Wertschätzung, Würde und neuen Lebensmut entfachen kann. Ich werde nie vergessen, wie eine Patientin nach einem längeren stationären Aufenthalt im Gemeinschaftskrankenhaus in Herdecke/Ruhr bei ihrer Entlassung sagte, sie hätte hier den Glauben an den Sinn des Menschseins wiedergefunden. Es ist sehr zu wünschen, dass der Beruf des Pflegenden in Zukunft auch finanziell gesehen mehr Anerkennung erhält.

Rhythmische Massage und Körperarbeit

Die Körperarbeit umfasst verschiedene Bereiche: Arbeit mit Berührung (Massage), Bewegung (Gymnastik) und die äußeren Anwendungen, hier insbesondere die Hydrotherapie.[216]

Rhythmische Massage und Massage nach Simeon Pressel:
Massage wirkt auf den ganzen Menschen.

- Körperlich: Nach den Regeln der Kunst werden Körperschäden behoben oder zumindest gelindert.
- Lebenskräfte: Lebensprozesse werden angeregt und bis zu einem gewissen Grad auch geleitet: Die Atmung vertieft sich, auf funktioneller Ebene können sich rhythmische Prozesse konsolidieren.

Seelisch: Der Patient fühlt sich angenommen, so, wie er ist, es herrscht eine Atmosphäre, die Seelenregungen erlaubt, fördert und auffängt.

Geistig: Der Mensch erlebt sich als Individuum respektiert. Er ist der «Meister seiner Erkrankung» und wird in die Therapie als vollwertiger Partner mit einbezogen.

Die Begegnung zwischen Patient und Therapeut ist so eng, so unmittelbar und innig wie in keiner anderen Therapieform. Der Schritt der Grenzüberschreitung zwischen den Körpern von Therapeut und Patient ist sehr klein und absolut entscheidend!

Es ist eine Kunst und liegt in der Verantwortung des Therapeuten, ohne Scheu ein größtmögliches Maß an Nähe und Offenheit zu erreichen unter gleichzeitiger Wahrung der vollen Integrität und Würde desjenigen Menschen, der als Patient vor ihm liegt.

Eine kleine praktische Hilfestellung dazu ist es, nur diejenigen Körperteile aufzudecken, die für den betreffenden Behandlungsabschnitt benötigt werden. Dies wird bei allen Formen der anthroposophischen Massage berücksichtigt und deren praktische Handhabung in der Ausbildung als Lerninhalt vermittelt.

Derzeit gibt es zwei verschiedene Weiterbildungsangebote für Pflegende und Körpertherapeuten: die Rhythmische Massage nach Dr. med. Ita Wegman und Dr. med. Margarethe Hauschka[217,218] sowie die Massage nach Dr. med. Simeon Pressel.[219]

Hydrotherapie / Bäderbehandlung

Zur Anwendung kommen bisher das Bürstenbad, das an- und absteigende Wellenbad und das Lemniskatenbad. Diese Bäder wurden seinerzeit im Klinisch-Therapeutischen Institut in Arlesheim unter der Leitung von Dr. Ita Wegman konzipiert.

Die verschiedenen rhythmischen Bewegungsbäder haben jeweils besondere Indikationen (siehe Marbach 1991).

Das Reibe- oder Bürstenbad hilft bei Zirkulationsstörungen, Stoffwechselträgheit, Bewegungsarmut, Antriebsschwäche und depressiver Verstimmung. In der Psychiatrie hat es aufgrund der Aktivierung der Ich-Organisation über die Wärmeentwicklung seinen festen Platz zur Stärkung der Ich-Organisation, insbesondere bei Depressionen und dissoziativen Persönlichkeitsstörungen.

Das ansteigende Wellenbad fördert den Einatmungsprozess, das absteigende Wellenbad wirkt auf die Ausatmung sowie bei Bluthochdruck regulierend.

Das Lemniskatenbad wirkt auf den Wärmeorganismus bzw. den Kreislauf bei der Behandlung von Gelenkserkrankungen des rheumatischen Formenkreises. Das Besondere dieser letztgenannten Bäder ist, dass der Körper des Patienten nicht unmittelbar berührt wird, sondern Handbewegungen über das in Bewegung versetzte Wasser in rhythmischer Folge den Patienten erreichen. Das Wasser selbst mit seiner Fähigkeit, rhythmisch zu zirkulieren, wird zum therapeutischen Instrument, bisweilen noch durch Öle oder therapeutische Badezusätze ergänzt.

Der Patient ruht zunächst für eine kleine Weile in dem sich anschmiegenden Wasser. Dann tauchen die Hände des Therapeuten in das Wasser ein, verbinden sich mit diesem Element und beginnen den Wasserraum mit spezifischen Handführungen zu bewegen. Seien es z. B. im absteigenden Wellenbad die neben dem Kopf des Patienten beginnenden, beidseits entlang des Körpers «abwärts» streichenden Hände. Das vorher ruhende Wasser wird vor der bewegten Hand leicht gestaut, weicht seitlich aus und bildet nachlaufende Wirbel. An der Körpergrenze, der Haut des Patienten, wird die unmittelbar anfließende Wasserbewegung als leichte Druckerhöhung wirksam, um dann als perlendes Nachklingen abzufluten. Um ein weniges wird die Welle am Grenzorgan Haut reflektiert, formt aber zugleich einen Impuls nach innen und bewegt den Flüssigkeitsorganismus im Innern des Körpers. Die beim «Lemniskatenbad» neben den Gelenken vollzogenen Kreisbewegungen rufen zusätzlich eine Wärmebildung hervor.

Wasser reagiert auf feinste Bewegungsnuancen. Gestaltete Impulse zu setzen, erfordert hohe Achtsamkeit. Jede Wiederholung verläuft anders. Mit diesen Vorgängen werden Therapeuten – und auch der Patient – aus den alltagsüblichen, gleichsam mechanisch fokussierten Denk- und Handlungsabläufen gelöst. In der Nachruhe kann sich dann auch ein echtes «zu sich Kommen» und Wohlfühlen entfalten. Man geht gestärkt in den häuslichen Alltag zurück.

Werner Junge entwickelte 1937 das Öldispersionsbad, das seit ca. 1960 therapeutisch realisiert wurde. Der internationale Verein für Öldispersionsbadetherapie pflegt eine Website, über die man sich eingehend informieren kann.[220]

Bothmer-Gymnastik und Spacial Dynamics

Bewegungstherapie in der Anthroposophischen Medizin arbeitet aus einem ganzheitlichen Verständnis des Menschen als physisch-lebendiges und zugleich seelisch-geistiges Wesen. Sie wirkt daher nicht nur gesundend auf den Organismus, sondern auch harmonisierend auf die Gesamtpersönlichkeit.

Der Fluss der Bewegungen ist ein zeitliches Geschehen – sowohl in der Zirkulation der Körpersäfte als auch in allen Formen bewusst ausgeführter Bewegungen in Arbeit und Spiel, Mimik und Gestik, Sprache, Gymnastik und Turnen.

Die bewusst geführten Bewegungen sind zielorientiert und wirken konzentrierend und festigend. In den Bewegungsmustern und -qualitäten führen sie zu

Anspannung, Zusammenziehung bis hin zu Verhärtungen, aber auch zur Selbstwahrnehmung bis hin zum Schmerz. Dasselbe gilt für die häufig ausgeführten Bewegungen im Alltag, die uns oft erst durch Schmerz bewusst werden und auf Einseitigkeiten unserer Bewegungsformen aufmerksam machen. Bereits kleine, bewusst ausgeführte Änderungen in der Haltung beim Stehen und Sitzen, Gehen und Greifen können große Änderungen bewirken.

Im Gegensatz dazu verlaufen die Bewegungen, die vom Willensvermögen ausgehen, spontan und unbewusst. Im Organismus wirkt der Wille ausdehnend, ausstrahlend, rundend. Der vorherrschende Charakter der Bewegung ist fließend, lösend und geht in die Weite. Die Seele erlebt dies als Freude und Leichte und fühlt sich unbestimmt mit der Welt verbunden, wie «eins».

Zwischen Bewusstsein und Wille liegt der fühlende Anteil des seelischen Erlebens. Hier begegnen und durchdringen sich die Prozesse der gedanken- und wahrnehmungsgesteuerten Bewegungsimpulse, die zur Zentrierung und Konzentration führen mit ausstrahlenden, intentionalen Bewegungen. Von hier aus kann daher, wenn ein Ungleichgewicht entstanden ist, am besten regulierend eingegriffen werden. Im Ausgleich der zusammenziehenden Bewusstseinsvorgänge mit den ausstrahlenden Tätigkeitsprozessen entsteht der Freiraum für schöpferische, künstlerische Gestaltung.

Während die Gehirnmasse ruhig und geschützt im Gehirnwasser «schwimmt», sind die Stoffwechselorgane in ständiger Bewegung. Atmung und Blutkreislauf vermitteln in unermüdlichem, lebenslangem Rhythmus zwischen Bewegung und Ruhe, zwischen Innenwelt und Außenwelt. Die Gymnastik arbeitet vorwiegend mit dem Willenselement. In ihr wirkt die «Lust», sich zu bewegen. Ohne Appell an das Gefühlsleben, ohne Freude und seelische Beteiligung am Bewegen, würde die Bewegung «seelenlos», unbeteiligt, mechanisch-zwanghaft, d. h. nicht wirklich menschlich erscheinen. Wird aber über die Aktivierung des Gefühlslebens der Wille erreicht, so erschließen sich viele Möglichkeiten, über Bewegungsvorgänge hygienisch und therapeutisch auf das Gesamtgefüge des Organismus regulierend einzuwirken.

Gegenwärtig gibt es zwei Aus- und Weiterbildungsformen anthroposophischer Bewegungstherapie. Zum einen die gymnastischen Übungen nach Fritz Graf von Bothmer, der in der Zusammenarbeit mit Rudolf Steiner diese Übungen insbesondere für den Lehrplan in der Waldorfschule entwickelte.[221] Das andere ist die von Jaimen McMillen/USA entwickelte Bewegungserziehung und Therapie (Spacial Dynamics), die sich ursprünglich aus der Bothmer-Gymnastik heraus entwickelt hat, jedoch einen eigenen Bewegungsansatz verfolgt.[222] Beide Bewegungsansätze und Übungsweisen dienen, ins Therapeutische metamorphosiert und den indizierten Krankheitsbildern angepasst, der anthroposophischen Bewegungstherapie. Diese umfasst die Heileurythmie, in der die ätherischen Bildebewegungen nachgeahmt werden, die Bothmer-Übungen, die den Gesetzmäßigkeiten des physischen Leibes entstammen, und die mehr vom Astralisch-Seelischen her intendierten Übungen von Spacial Dynamics.

Heilpädagogik und Sozialtherapie[223]

Die erste anthroposophische Ärztin und ab 1924 Leiterin der Medizinischen Sektion am Goetheanum – Ita Wegman – begründete neben ihrer Klinik in Arlesheim auch das erste Heilpädagogische Institut in Arlesheim/ Schweiz, den Sonnenhof. Daraufhin hielt Rudolf Steiner vom 25. Juni bis 7. Juli 1924 am Goetheanum zwölf Vorträge zur Heilpädagogik, in deren Rahmen auch eine Reihe von Kindern aus dem Sonnenhof vorgestellt wurden. Rudolf Steiner erläuterte den anwesenden Ärzten und Heilpädagogen die therapeutischen Perspektiven.[224,225] Auf dem Fundament dieser Kursinhalte breitete sich die anthroposophische Heilpädagogik und Sozialtherapie weltweit aus und wurde insbesondere unter dem Namen Camphill-Bewegung bekannt. Die Camphill-Bewegung wurde von dem österreichischen Arzt Karl König (1902–1966), einem jüdischen Immigranten und Freund Ita Wegmans, in Schottland initiiert. In ihr wurde eine spezifische Lebensform entwickelt, bei der Betreuer und Betreute in größeren Einrichtungen zusammenleben und -arbeiten – meist eingebettet in einen Dorfzusammenhang mit biologisch-dynamischer Landwirtschaft, Schule, Werkstätten und dem Vertrieb der Produkte.

Rüdiger Grimm ist es zu verdanken, dass eine umfangreiche Bibliografie zu diesem Fachgebiet entstehen konnte.[226] Als langjähriger Leiter der anthroposophisch-heilpädagogischen Bewegung innerhalb der Medizinischen Sektion am Goetheanum (www.khsdornach.org) und als Professor für Heilpädagogik mit dem Schwerpunkt Theorien und Methoden der Heilpädagogik an der Alanus-Hochschule Alfter trug er auch maßgeblich dazu bei, die anthroposophische Heilpädagogik in einen konstruktiven Dialog mit der akademischen Sonderschul- und Heilpädagogik zu bringen.

Leitmotiv der anthroposophisch-heilpädagogischen Arbeit ist die Überzeugung, dass der Wesenskern des Menschen, seine Individualität, nie krank, sondern nur in seiner körperlich-seelischen Entfaltung behindert oder beeinträchtigt sein kann. Nicht die Behinderung und die damit verbundenen Einschränkungen und Unmöglichkeiten sind Ausgangspunkt heilpädagogischer Wirksamkeit, sondern die Orientierung am Wesen und am individuellen Potenzial des betreffenden Menschen. Dies ist eine herausfordernde Aufgabe, die Betreuende und Betreute gleichermaßen angeht. Dabei ist Fachkompetenz das eine, der im Alltag notwendige Humor und Qualitäten wie Verantwortungsgefühl, Gewissenhaftigkeit, Empathiefähigkeit, Interesse und Mut sind das andere, was dazu notwendig ist.

Das Reflektieren der eigenen Haltung und Verhaltensweisen, das Studium der anthroposophischen Menschenkunde und der Wille, jeden einzelnen Menschen in seinen Besonderheiten und Einseitigkeiten im Kontext seines Schicksals zu verstehen und zu achten, bilden die Voraussetzung für eine Diagnostik und Therapie, die im kollegialen Miteinander von Heilpädagogik und Medizin zur Grundlage des Handelns wird. Das Schaffen einer Umgebung, die Entwicklung und Entfaltung ermöglicht, bildet einen weiteren Schwerpunkt. Darum wird als Gegengewicht in unserer hektischen Zeit, die Menschen mit Behinderungen sehr oft überfordert und isoliert, in anthroposophischen Einrichtungen der bewussten Gestaltung der Zeitprozesse, insbesondere auch des Tages-, Wochen- und Jahreslaufs, große Beachtung geschenkt. So kann ein therapeutisch wirksames Milieu entstehen, ein Umfeld, das äußeren und inneren Halt bietet und den betreuten Menschen Sicherheit vermittelt und das Vertrauen in sich selbst und die Welt verstärkt.

Dem regelmäßigen künstlerischen Tun und Erleben in Eurythmie, Malen, Musik, Sprache, plastischem Gestalten und Werken kommt dabei eine herausragende Bedeutung zu. Denn das Künstlerische ist oft die einzige Brücke, die den Betroffenen eine Kontaktaufnahme mit ihrem Körper, aber auch mit dem jeweiligen sozialen Umfeld, ermöglicht.

Die Grundrechte auf Leben, Erziehung, Bildung und Arbeit gelten für alle Menschen. Auch in Zeiten knapper werdender finanzieller Mittel darf es für Menschen mit einer Behinderung keine einschränkenden oder diskriminierenden Bestimmungen geben, sondern nur ein solidarisches Mittragen durch die Gesellschaft.[227,228,229]

Bahnbrechend war und ist daher die Entscheidung der UNESCO, Menschen mit Behinderung dieselben Menschenrechte zuzusprechen wie Menschen ohne besonderen Unterstützungsbedarf. Die Begründung ist: «In Anerkennung des wertvollen Beitrags, den Menschen mit Behinderungen zum allgemeinen Wohl und zur Vielfalt ihrer Gemeinschaften leisten und leisten können, und in der Erkenntnis, dass die Förderung des vollen Genusses der Menschenrechte und Grundfreiheiten durch Menschen mit Behinderungen sowie ihrer uneingeschränkten Teilhabe ihr Zugehörigkeitsgefühl verstärken und zu erheblichen Fortschritten in der menschlichen, sozialen und wirtschaftlichen Entwicklung der Gesellschaft und bei der Beseitigung der Armut führen wird. Die sogenannten Menschen mit Förderbedarf oder Behinderten leisten einen bedeutenden Beitrag zur Humanisierung der Menschheit.»[230] Diesen Anspruch wahrzunehmen und für das Zusammenleben der Menschen fruchtbar zu machen, war und ist seit ihrer Begründung das Anliegen anthroposophischer Heilpädagogik und Sozialtherapie – auch für das sich daraus ergebende Verständnis der Inklusion.[231]

Forschung in der Anthroposophischen Medizin

Der Arzneimittelschatz der heute verfügbaren Anthroposophika entstammt der Zusammenarbeit zwischen Ärzten und Pharmazeuten bzw. Arzneimittelherstellern. Dabei entstehen die Ideen zur Heilmittelfindung jeweils anhand konkreter Fragestellungen am Patienten bzw. seiner Krankheitssituation. Die Erarbeitung der Korrespondenzen von Krankheitsprozessen im Menschen und bestimmten Prozessen in der Natur oder von bestimmten Substanzwirkungen macht die Grundlagenforschung aus. Es geht darum, Naturprozesse aufzufinden und zu beschreiben, die für den jeweiligen Krankheitsfall die Selbstheilung anregen, einseitig verstärken oder verminderten Funktionen ausgleichend entgegenwirken oder diese unterstützen. Je genauer das therapeutische Ziel aufgrund der Erforschung des evolutiven Zusammenhangs Mensch/Natur festgelegt werden kann, desto sicherer tritt in der Regel auch die erwünschte Wirkung beim Patienten ein. Da die Ausgangsstoffe für die Arzneimittelherstellung mit Bezug auf Sicherheit und Unbedenklichkeit im Allgemeinen bereits bekannt sind, gibt es eine präklinische Forschung im Sinne von In-Vitro- oder Tierversuchen nicht. Wenn neue, noch nicht monographierte Naturstoffe Verwendung finden, gelten die üblichen Kriterien zur Feststellung ihrer Unbedenklichkeit. Von einem anthroposophischen Arzneimittel wird erwartet, dass es körperliche oder seelische Beschwerden mildern und zur Heilung beitragen kann bzw. einer Krankheit vorbeugen. Da sich die Art der Heilmittelfindung und Anwendung meist am individuellen Patienten orientiert, sind Forschungs- und Evaluationsmethoden erforderlich, die diesem Vorgehen entsprechen.

Dem Freiburger Arzt und Wissenschaftler Helmut Kiene ist die im Juli 2000 erschienene komplementäre Methodenlehre zur etablierten klinischen Forschung zu verdanken, in der er eine Cognition based Medicine der Evidence based Medicine gegenüberstellte.[232] Die damit entwickelte Vorgehensweise zur Einzelfallanalyse erstreckt sich auf die Evidenz-Bereiche des Wirksamkeitsnachweises, der Effektivitätsbeurteilung und des Therapievergleichs mit anderen Vorgehensweisen. Der Arbeit seines Instituts[233] entstammt auch die im Jahre 2003 veröffentlichte umfassende Monographie zur Mistel in der Onkologie.[234] Mit diesem Buch wurde erstmals ein Werk vorgelegt, das den Stand der Forschung in der Misteltherapie onkologischer Erkrankungen für Mediziner, Wissenschaftler und Allgemeininteressierte verfügbar macht und einen Beitrag gibt zur wissenschaftlichen Diskussion nicht nur wichtiger medizinischer Grundsatzthemen, sondern auch zum Dialog der Denkstile. Seither ist die anthroposophische Krebs- und Mistelforschung weiter fortgeschritten – zuletzt wurde eine prospektive Pankreaskarzinom-Studie vorgelegt, die nicht nur die längstens bekannte

Steigerung der Lebensqualität nachweist, sondern auch eine signifikante Verlängerung der Lebenszeit.[235]

Im Berliner Forschungsinstitut am Gemeinschaftskrankenhaus Havelhöhe wurde ein Projekt zur Evaluation Anthroposophischer Medizin verfolgt mit dem Ziel der Schaffung einer wissenschaftlich fundierten Datenbasis als Grundlage für den Nachweis zur Unbedenklichkeit und Wirksamkeit von Anthroposophika in der täglichen Praxis. Mittels informationstechnologisch gestützter Netzwerke wurden und werden so Outcome- und Versorgungsforschung innerhalb der Anthroposophischen Medizin weiter entwickelt.[236] An der medizinischen Fakultät der Universität Witten-Herdecke wurde 2003 der Stiftungslehrstuhl für Medizintheorie und Komplementärmedizin unter Prof. Dr. Peter Matthiessen eingerichtet, zu dessen Aufgaben neben Forschung und Lehre auch die Implementierung eines Begleitstudienganges für Anthroposophische Medizin gehörte. In Bern/Schweiz wurde bereits 1994 die Kollegiale Instanz für Komplementärmedizin (KIKOM) aufgebaut aufgrund eines Bürgerbegehrens. Der Schweizer Arzt Dr. med. Peter Heusser wurde darin mit der Dozentur für Anthroposophische Medizin beauftragt, neben seinen Kollegen für die Bereiche Homöopathie, Phytotherapie und Traditionelle Chinesische Medizin. 2009 trat er die Nachfolge von Prof. Matthiessen in Witten-Herdecke an. Die Dozentur für Forschung und Weiterentwicklung der Anthroposophischen Medizin in Bern ging an Frau Prof. Dr. Ursula Wolf. Seit dem Frühjahr 2017 hat Prof. David Martin den Lehrstuhl in Witten-Herdecke inne, der seit der Übernahme durch

Peter Heusser[237] den Namen Lehrstuhl für Medizintheorie, Integrative und Anthroposophische Medizin trägt. In den Niederlanden ist seit 2007 Prof. Dr. med. Eric Baars Inhaber der Professorship Anthroposophic Healthcare an der Hogeschool Leiden (siehe auch unter «Forschungsinstitute» im Anhang Seite 220).

Zur äußeren Evidenz experimenteller Forschung muss jedoch auch die innere Stimmigkeit treten, die sich auf meditativem Weg erschließt. Die philosophische Frage nach der Wahrheitsfindung wird in der Anthroposophischen Medizin nicht ausgeklammert, sondern zentral gestellt. Gerhard Kienle, Privatdozent, entscheidender Mitbegründer des anthroposophischen Krankenhauses Herdecke und der (nicht anthroposophischen, sondern methodenpluralistischen) privaten Universität Witten-Herdecke, widmete sein wissenschaftliches Leben der Stellung der Wahrheitsfrage.[238,239]

Gegenwärtig gibt es mehr als zwanzig auf dem Gebiet der Anthroposophischen Medizin habilitierte Wissenschaftler in Klinik und Forschung sowie eine wachsende Anzahl von Lehrstühlen und Forschungsinstituten für Komplementäre und Integrative Medizin, in deren Kontext auch die Anthroposophische Medizin mit ihrem integrativ-medizinischen System steht.[240]

Diese ernsthaft betriebene Forschungskultur ist es auch, wodurch sich die Akzeptanz der Anthroposophischen Medizin in Deutschland insbesondere im Laufe der letzten Jahrzehnte weiterentwickelte: So konnte man, nach einem «Verriss» der anthroposophischen Therapierichtung im Deutschen Ärzteblatt Anfang der neunziger Jahre, bereits 2004 in derselben Zeitschrift die Titelüberschrift lesen: «Schulmedizin und Komplementärmedizin: Verständnis und Zusammenarbeit müssen vertieft werden». Zu diesem Gesinnungswandel trug einerseits die wachsende Nachfrage nach Komplementärmedizin in der Bevölkerung bei, zum anderen waren es die erwiesenen guten praktischen Erfahrungen in den anthroposophischen Krankenhäusern sowie das Ergebnis einer Initiative, die sich im Jahr 2000 etablierte als *Dialogforum Pluralismus in der Medizin.* Sie entstand auf Anregung von Prof. Dr. med. Dr. h. c. Jörg-Dietrich Hoppe (1940–2011), Präsident der Bundesärztekammer in Deutschland, in Zusammenarbeit mit dem Gesundheitsökonom und ehemaligen Geschäftsführer des anthroposophischen Krankenhauses in Herdecke, Peter Meister, Dr. med. Matthias Girke, dem damals leitenden Arzt an der Klinik für Anthroposophische Medizin Berlin-Havelhöhe und seit Oktober 2016 Leiter der Medizinischen Sektion am Goetheanum, Prof. Dr. med. Peter Matthiessen, heute emeritierter Professor für Theoriebildung in der Medizin an der Universität Witten-Herdecke, Prof. Dr. med. Günter Ollenschläger, Leiter des Ärztlichen Zentrums für Qualität in der Medizin in Berlin, Prof. Dr. med. Hermann Heimpel, ehemaliger Ärztlicher Direktor der Abteilung Innere Medizin der Univ.-Klinik Ulm, Dr. med. Helmut Kiene, Leiter des Instituts für angewandte Erkenntnistheorie und medizinische Methodologie in Freiburg, und Prof. Dr. med. Stefan Willich, Direktor des Instituts für Sozialmedizin, Charité Berlin.[241]

Zudem war von 1980 bis 1992 die Anthroposophische Medizin auf dem größten europäischen Kongress für ärztliche Fortbildung in Berlin vertreten, vor allem durch die persönliche Initiative der prominenten anthroposophischen Ärztin Dr. med. Dr. phil. Lore Degeller (†) und des langjährigen Kongress-Präsidenten, Prof. Dr. Dr. h. c. mult. Gotthard Schettler, damaliger Lehrstuhlinhaber für Innere Medizin, Ärztlicher Direktor der Medizinischen Universitätsklinik Heidelberg und Präsident der Heidelberger Akademie der Wissenschaften zur Förderung einer ganzheitlichen Medizin.

In der Folge fand unter der Schirmherrschaft des Präsidenten der Bundesärztekammer, Dr. Frank-Ulrich Montgomery, der Deutschen Gesellschaft für Hämatologie und Onkologie sowie des Patientenbeauftragten der Deutschen Bundesregierung der auf eine Patientinnen-Initiative zurückgehende «1. Deutsche Wissenschaftskongress zur Integrativen Therapie des Mammakarzinoms» statt. Der Beitrag aus der Anthroposophischen Medizin von PD Dr. med. Harald Matthes fand große Beachtung und war ein Schritt auf dem Weg, dass das Krankenhaus für Anthroposophische Medizin Berlin-Havelhöhe heute eines der deutschlandweit anerkannten Therapiezentren für Brustkrebs ist. Dass sich gerade die Onkologie seit den 80er Jahren zu einem der stärksten interdisziplinären und integrativ-medizinischen Forschungsgebiete der Medizin entwickeln konnte, ist nicht zuletzt auf die hohe Verbreitung des erfolgreichen Einsatzes der anthroposophischen Misteltherapie mit den Präparaten Iscador®/Helixor, abnobaVISCUM®/Abnoba, Iscucin®/Wala und Isorel®/LUKAS Heilbetriebsstätte zurückzuführen.

Die Anthroposophische Medizin ist auch auf den großen internationalen integrativ-medizinischen Kongressen vertreten. Seit 2008 findet sie sich auf dem jährlich an unterschiedlichen Orten stattfindenden «Congress for Integrative Medicine/ECIM» sowohl im Wissenschaftlichen Komitee, im Programmkomitee, mit Workshops, Symposien, Plenarvorträgen und Postern. Auf dem 6. ECIM-Kongress, der 2013 unter der Mitpräsidentschaft von Harald Matthes in Berlin stattfand, wurde ein breites Spektrum der aktuellen klinischen Forschungsergebnisse auch aus den Arbeitsgruppen der anthroposophischen Forschungseinrichtungen präsentiert: auf den Gebieten Integrative Onkologie und anthroposophische Misteltherapie, Schmerztherapie, chronisch-entzündliche Darmerkrankungen, Kardiologie, Neurologie/Psychiatrie, Whole Medical System research, Consensus-based CAse REporting (CARE) guidelines development, therapeutische Ansätze der Rhythmischen Massage und Therapeutischen Sprachgestaltung, Arzt-Patienten-Beziehung und Werte-Problematik.

Seitens der Medizinischen Sektion am Goetheanum wurde in Zusammenarbeit mit Prof. Dr. Robert Gorter 1997 ein erster Forschungskongress für akademische Forschung in der Anthroposophischen Medizin organisiert. Dieser Impuls fand seine Fortsetzung in Zusammenarbeit mit der Kollegialen Instanz für Komplementärmedizin/KIKOM der Universität Bern 1998, dem Forschungsinstitut Havelhöhe in Berlin 2012 und demjenigen an der University for Applied Sciences in Leiden/Professur Anthroposophic Healthcare 2014. Es wurde jeweils der aktuelle Stand der anthroposophisch-medizinischen Forschung einer interessierten internen und externen Öffentlichkeit vorgestellt und diskutiert. Insbesondere auf den Kongressen 2012 und 2014 war die Möglichkeit gegeben, dass Experten der Anthroposophischen Medizin sich mit renommierten Repräsentanten der konventionellen Medizin im wissenschaftlichen Diskurs begegnen konnten. Das von der Universität Tampere, Dept. of Health Sciences, und dem Finnish Forum for Integrative Medicine gemeinsam organisierte Forschungssymposium «CAM – Complementary and Alternative Medicine. The challenges of scientific research in Finland» war ein Meilenstein im hohen Norden, wo die Integrativ- und Komplementärmedizin noch keinen rechten Boden hat. Das fand am 13. November 2015 an der Universität von Tampere statt. Die Koordination hatte der anthroposophische Gynäkologe Dr. med. Peter Zimmermann.

Ein weiterer Meilenstein war der «1. International Congress for Integrative Health and Medicine. A conference combining the presence of Anthroposophic Medicine, Integrative Medicine, and Functional Medicine» im Juni 2016 in Stuttgart. Er wurde von der Academy of Integrative Health & Medicine (USA) und dem Dachverband Anthroposophische Medizin in Deutschland (DAMiD) gemeinsam mit den großen Fachverbänden der Integrativen Medizin aus den USA und Europa zu Methoden, Konzepten, Erfahrungen, Perspektiven und Forschungsergebnissen der Integrativen Medizin insbesondere auf den Gebieten Onkologie, Pädiatrie und Kardiologie veranstaltet.[242] Im Anschluss wurde unter den 600 Teilnehmern aus 40 Ländern folgende Deklaration verabschiedet:

Hintergrund

Die Medizin steht weltweit vor riesigen Herausforderungen: chronische und lebensstilbedingte Erkrankungen bringen die nationalen Gesundheitssysteme an den Rand ihrer Kapazitäten, Antibiotika-Resistenzen haben sich zu einer existenziellen Bedrohung entwickelt, die Mütter- und Kindersterblichkeit bleibt in Ländern mit geringem Einkommen überdurchschnittlich hoch, Klimawandel und Umweltverschmutzung gefährden die Gesundheit, der Zugang zur Gesundheitsversorgung ist in zahlreichen Ländern noch nicht gewährleistet, die Kosten für die medizinische Versorgung steigen weiter – allerdings stärker als die Verbesserung von Gesundheit und Wohlbefinden.

Die Fokussierung auf Symptomkontrolle und Behandlung von Krankheit hat dazu beigetragen, dass die Wahrnehmung der gesamten Individualität des Patienten eine geringere Rolle spielt – und auch die enge Wechselwirkung zwischen individueller Gesundheit und den sozialen und ökologischen Rahmenbedingungen weniger berücksichtigt wird.

Die Nachfrage nach komplementärer und/oder traditioneller Medizin ist weltweit hoch, da viele Menschen erleben, dass ein rein naturwissenschaftlich basiertes biomedizinisches Modell seine Grenzen hat und viele ihrer Bedürfnisse nicht abdeckt. Heute wünschen sich die meisten Menschen eine moderne Medizin, die sich am Individuum orientiert, partizipativ ansetzt und auch die körpereigenen Ressourcen und Selbstheilungskräfte unterstützt.

Integrative Medizin

Die Integrative Medizin setzt sich als Bewegung für eine ganzheitliche Perspektive ein und bezieht neben der physischen Dimension des Menschen auch seelische, geistige, soziale und umweltbezogene Aspekte mit ein. Dabei steht die Integrative Medizin für eine Evidenz-informierte Integration von konventionellen, biomedizinischen Verfahren mit komplementärmedizinischen Ansätzen. Alle angemessenen, zur bestmöglichen Gesundheit und Heilung beitragenden Verfahren werden eingesetzt. Der besondere Beitrag der verschiedenen Therapierichtungen wird anerkannt und respektiert.

Die Integrative Medizin respektiert die große Bedeutung der Arzt- bzw. Therapeut-Patient-Beziehung, die Stärkung und Partizipation von Patienten sowie die interprofessionelle Zusammenarbeit in Netzwerken und Teams.

Der Stuttgarter Kongress für Integrative Medizin und Gesundheit hat aufgezeigt, dass die Integrative Medizin viel dazu beitragen kann, die globalen Herausforderungen für die heutige Medizin, wie zum Beispiel Antibiotika-Resistenzen, Zunahme chronischer Erkrankungen oder Zugang zu universeller Gesundheitsversorgung, zu bewältigen. Gleichzeitig kann die Integrative Medizin dafür Sorge tragen, dass soziale, wirtschaftliche und ökologische Rahmenbedingungen als Determinanten für Gesundheit mit in die Gesundheitsversorgung einbezogen werden.

Bereits heute gibt es erfolgreiche integrativ-medizinische Modelle, quer durch das gesamte medizinische Spektrum – zum Beispiel im Bereich der Kardiologie, der Onkologie, der Pädiatrie, der Schmerztherapie und der seelischen Gesundheit. Hier liegt ein immenses Potenzial, das unbedingt stärker genutzt werden sollte. Inzwischen gibt es eine zunehmende Anzahl von wissenschaftlich fundierten Nachweisen in Bezug auf Wirksamkeit, inklusive Lebensqualität, Sicherheit und Kosten-Effektivität von komplementärmedizinischen Verfahren und integrativen Modellen. Weitere Forschung wird dennoch dringend benötigt.

Die Integrationsmodelle der Integrativen Medizin stehen in Übereinstimmung mit den Zielen der Traditional Medicine Strategy 2014–2023 der Weltgesundheitsorganisation (WHO). In einigen Ländern gibt es bereits große Fortschritte bei der Integrierung von komplementären und/oder traditionellen Ansätzen in die nationalen Gesundheitssysteme. Viele Länder hinken allerdings hinterher, obwohl die Integration von mehreren Resolutionen der Weltgesundheitsversammlung – der höchsten Entscheidungsinstanz für die WHO – und der WHO Traditional Medicine Strategy 2014–2023 gefordert wird.

Aufruf

Wir, die Akteure und Befürworter der Integrativen Medizin, teilen die gemeinsame Vision, Medizin und Gesundheit weltweit zu verbessern. Unser Vorhaben ist es, eine konzertierte und global agierende Bewegung zu etablieren, um die Integrative Medizin – basierend auf Zusammenarbeit, Dialog und gegenseitigem Respekt – weiter zu entwickeln und somit zur Agenda 2030 für nachhaltige Entwicklung beizutragen.

Wir verpflichten uns – und rufen alle anderen ebenfalls dazu auf –, Lösungen für die drängenden Gesundheitsprobleme wie Antibiotika-Resistenz und chronische Erkrankungen beizutragen, indem Modelle der integrativ ausgerichteten Prävention und Medizin weiterentwickelt, erforscht und implementiert werden.

Wir rufen zur Zusammenarbeit für vermehrte Forschung auf, um die wissenschaftliche Basis der Integrativen Medizin zu verbreitern.

Darüber hinaus wollen wir gemeinsam zeigen, dass Integrative Medizin kostengünstig arbeitet und allen Menschen verfügbar gemacht werden kann.

Wir rufen die Regierungen aller Länder auf:

- die Integrative Medizin als hilfreichen Ansatz anzuerkennen, um die Agenda 2030 für nachhaltige Entwicklung zu erreichen,
- die Integrative Medizin in die nationalen Gesundheitssysteme zu integrieren, wie in der WHO Traditional Medicine Strategy vereinbart,
- die Zusammenarbeit mit Forschung und Wissen-

schaft zu fördern, um die Integrative Medizin in der Gesundheitspolitik zu verankern,
- umfassende Forschungsprogramme aufzulegen und zu finanzieren, um wirksame Konzepte zu identifizieren,
- Ausbildungsprogramme für integrativ orientierte Gesundheitsberufe zu etablieren und zu zertifizieren,
- Konzepte der Integrativen Medizin in die Ausbildungsprogramme aller Gesundheitsberufe aufzunehmen,
- Zulassungsverfahren für Medikamente zu etablieren, die den spezifischen Belangen der Komplementärmedizin gerecht werden.

Wir rufen die WHO auf:
- die Implementierung der WHO Traditional Medicine Strategy prioritär zu behandeln,
- die Perspektive der Integrativen Medizin und Gesundheit in allen relevanten Abteilungen und Strategien der WHO zu berücksichtigen,
- mit allen Akteuren der Integrativen Medizin eng zusammenzuarbeiten und den Dialog zwischen Ländern zu fördern.

Wir rufen die Berufsverbände auf:
- die Implementierung der WHO Traditional Medicine Strategy voranzutreiben, insbesondere der Zertifizierung der komplementärmedizinischen Aus- und Weiterbildungen;
- Arbeitsperspektiven wie diese zu fördern und mitzu-

gestalten, gehört zum Kernanliegen der Anthroposophischen Medizin. Sie will einen Beitrag zu einer Humanmedizin geben, die diesen Namen zu Recht trägt, zu einer Medizin mit einem menschlichen Gesicht.

Anhang

Empfohlene und weiterführende Literatur zur Anthroposophischen Medizin

Allgemeine Einführung und Hinweise zur Selbstmedikation

Emde, B. / Riedel, J.: Anthroposophische Arzneimittel – Beratungsempfehlungen für die Selbstmedikation. Wissenschaftliche Verlagsgesellschaft, Stuttgart 2014

Emde, B. / Glöckler, M. / Haverland, D. / Müller-Frahling, M. / Schlenk, M.: Komplementärmedizin für Kinder: Beratungsempfehlungen für die Selbstmedikation. Wissenschaftliche Verlagsgesellschaft, Stuttgart 2012

Fintelmann, V.: Intuitive Medizin – Anthroposophische Medizin in der Praxis. Hippokrates Verlag, Stuttgart 2007

Glöckler, M. (Hg.): Meditation in der Anthroposophischen Medizin. Ein Praxisbuch für Ärzte, Therapeuten, Pflegende und Patienten. Salumed Verlag, Berlin 2016

Glöckler, M. / Goebel, W. / Michael, K.: Kindersprechstunde. Ein medizinisch-pädagogischer Ratgeber. Verlag Urachhaus, Stuttgart 2015

Husemann, A.: Form, Leben und Bewusstsein – Einführung in die Menschenkunde der Anthroposophischen Medizin. Verlag Freies Geistesleben, Stuttgart 2015

Husemann, F.: Anthroposophische Medizin. Ein Weg zu den heilenden Kräften. Verlag am Goetheanum, Dornach/CH 2011

Schramm, H.: Heilmittel der Anthroposophischen Medizin.

Grundlagen – Arzneimittelporträts – Anwendung. Verlag Urban und Fischer, München 2009
Selg, P.: Anfänge anthroposophischer Heilkunst. Ita Wegman, Friedrich Husemann, Wilhelm Zeylmans van Emmichoven, Eugen Kolisko, Karl König und Gerhard Kienle. Verlag am Goetheanum, Dornach 2000
Sommer, M.: Heilpflanzen: Ihr Wesen – ihre Wirkung – ihre Anwendung. Verlag Urachhaus, Stuttgart 2013
Vagedes, J. / Soldner, G.: Das KinderGesundheitsbuch. Gräfe und Unzer Verlag, München 2013
Wolff, O.: Was essen wir eigentlich? Praktische Gesichtspunkte zur Ernährung. Verlag Freies Geistesleben, Stuttgart 2012

Grundlegende Fachbücher für Ärzte und Therapeuten

Gesellschaft Anthroposophischer Ärzte in Deutschland, Medizinische Sektion am Goetheanum (Hg.): Vademecum Anthroposophische Arzneimittel. Der Merkurstab, Berlin 2013
Girke, M.: Innere Medizin. Grundlagen und therapeutische Konzepte der Anthroposophischen Medizin. Salumed Verlag, Berlin 2012
Glöckler, M. (Hg.): Anthroposophische Arzneitherapie für Ärzte und Apotheker. Wissenschaftliche Verlagsgesellschaft, Stuttgart 2014
Jachens, L.: Dermatologie. Grundlagen und therapeutische Konzepte der Anthroposophischen Medizin. Salumed Verlag, Berlin 2012
Längler, A. / Mansky, P. J. / Seifert, G. (Hg.): Integrative Pediatric Oncology. Springer Verlag, Berlin 2013
Maris, B.: Frauenheilkunde und Geburtshilfe. Grundlagen und therapeutische Konzepte der Anthroposophischen Medizin. Salumed Verlag, Berlin 2012
Meyer U. / Pedersen, P. A. (Hg.): Anthroposophische Pharmazie. Grundlagen, Herstellprozesse, Arzneimittel. Salumed Verlag, Berlin 2016

Rohen, J. W.: Morphologie des menschlichen Organismus. Verlag Freies Geistesleben, Stuttgart 2007
Selg, P.: Vom Logos menschlicher Physis. Die Entfaltung einer anthroposophischen Humanphysiologie im Werk Rudolf Steiners. Verlag am Goetheanum, Dornach 2006
Soldner, G. / Stellmann, H. M.: Individuelle Pädiatrie. Wissenschaftliche Verlagsgesellschaft, Stuttgart 2011
Wolff, O.: Heilmittel für typische Krankheiten: Zu den von Rudolf Steiner methodisch neu konzipierten Heilmitteln aus Organerkenntnis. Verlag Freies Geistesleben, Stuttgart 2013

Einführung in die therapeutische Praxis und Fachbücher zur Psychotherapie, Kunsttherapie und Pflege

Altmaier, M.: Metallfarblichttherapie. Johannes Mayer im Info3 Verlag, Stuttgart 2010
Anthroposophische Kunsttherapie. Bd. 1 – 4. Verlag Urachhaus, Stuttgart 2003
Batschko, E. M. / Dengler, S.: Praxisbuch der Rhythmischen Massage. Johannes Mayer Verlag, Stuttgart 2011
Dekkers, A.: Psychotherapie der menschlichen Würde. Verlag Freies Geistesleben, Stuttgart 2012
Fäth, R.: Die Therapeutische Dimension von Architektur und Design. Pforte Verlag, Dornach 2007
Fingado, M.: Rhythmische Einreibungen: Handbuch aus der Ita Wegman Klinik. Verlag am Goetheanum, Dornach 2012
Pressel, S.: Bewegung ist Heilung. Der Bewegungsorganismus und seine Behandlung. Verlag Freies Geistesleben, Stuttgart 2007
Reiner, J. (Hg.): In der Nacht sind wir zwei Menschen. Arbeitseinblicke in die anthroposophische Psychotherapie. Verlag Freies Geistesleben, Stuttgart 2012
Tapfer, B. / Weisskircher, A.: Eurythmietherapie – ein Übungsbuch. Futurum Verlag, Basel 2016
von Bothmer, A.: Die Bothmer®-Gymnastik: Pädagogi-

sche und therapeutische Anwendungsmöglichkeiten. Schattauer Verlag, Stuttgart 2012
von Laue, H. B. / von Laue, E.: Zur Physiologie der Heileurythmie. Verlag am Goetheanum, Dornach 2006
von der Heide, P.: Therapie mit geistig-seelischen Mitteln. Kunsttherapie. Psychotherapie. Psychosomatik. Verlag am Goetheanum, Dornach 2002

Wissenschaft und Forschung

Glöckler, M. / Girke, M. / Matthes, H.: Anthroposophische Medizin und ihr integratives Paradigma. In: Anthroposophie in Geschichte und Gegenwart. Berliner Wissenschafts-Verlag, Berlin 2011
Heusser, P.: Anthroposophie und Wissenschaft. Eine Einführung. Verlag am Goetheanum, Dornach 2016
Heusser, P. / Weinzirl, J.: Rudolf Steiner – Seine Bedeutung für Wissenschaft und Leben heute. Schattauer Verlag, Stuttgart 2014
Kiene, H.: Komplementäre Methodenlehre der klinischen Forschung. Cognition-based Medicine. Springer, Berlin-Heidelberg-New York 2001
Kienle, G. S. / Kiene, H. / Albonico, H. U.: Anthroposophische Medizin in der klinischen Forschung. Schattauer Verlag, Stuttgart 2006
Rosslenbroich, B.: On the Origin of Autonomy. A New Look at the Major Transitions in Evolution. Springer, Berlin-Heidelberg-New York 2014
Scheer, R. / Alban, S. / Becker, H. / Beer, A. M. / Blaschek, W. / Kreis, W. / Matthes, H. / Schilcher, H. / Spahn, G. / Stange, R. (Hg.): Die Mistel in der Tumortherapie. Bd. 4. KVC Verlag, Essen 2016

Forschungsinstitute

Ita Wegman Institut für anthroposophische Grundlagenforschung, Arlesheim/CH
Mit den Archiven: Ita Wegman, Hilma Walter, Willem Zeylmans van Emmichoven, Karl König, Karl Schubert
www.wegmaninstitut.ch

Academic Research in Complementary and Integrative Medicine/ARCIM-Institute, DE-Filderstadt
Forschungsinstitut an der Filderklinik, DE-Filderstadt
Evaluationen der dortigen Therapien, randomisierte und kontrollierte Studien zu psychologischen und medizinischen Themen, enge Kooperation mit der Universität Tübingen und mit anderen Forschungsinstituten im In- und Ausland
information@arcim-institute.de

Carl Gustav Carus Institut, DE-Niefern-Öschelbronn
Forschung für Krebstherapie, die insbesondere der Forschung und Entwicklung auf dem Gebiet des Heilmittels gegen den Krebs aus der Mistel (Viscum album L.) dient
www.carus-institut.de

Forschungsinstitut Havelhöhe/FIH, DE-Berlin
Enge Verknüpfung des FIH mit dem Gemeinschaftskrankenhaus Havelhöhe, Konzepterarbeitung und Evaluation der Anthroposophischen Medizin
www.fih-berlin.de

Institut für klinische Forschung/IKF, DE-Berlin
Klinische Forschung auf dem Gebiet der Komplementärme-

dizin, klinische Studien und Anwendungsbeobachtungen
www.ikf-berlin.de

Institut für angewandte Erkenntnistheorie und medizinische Methodologie/IFAEMM e.V.
DE-Freiburg i. Br.
An-Institut der Universität Witten/Herdecke
Wissenschaftliche Basisforschung, Methodologie klinischer Forschung, klinische Studien und Therapieevaluationen, Dialog Pluralismus in der Medizin
www.ifaemm.de

Institut Hiscia. Verein für Krebsforschung, CH-Arlesheim
Erforschung und Weiterentwicklung des Mistelpräparates «Iscador» und Untersuchung seiner Wirksamkeit innerhalb der Krebstherapie, präklinische und klinische Forschung
www.vfk.ch

Forschungsabteilung der Klinik Arlesheim AG, CH-Arlesheim
Klinische Forschung, Methodenoptimierung, Grundlagenforschung bildschaffende Methoden
Enge Zusammenarbeit mit dem Paracelsus-Spital Richterswil, der Weleda und der Hiscia
www.klinik-arlesheim.ch/de/forschung

Forschungsabteilung des Paracelsus-Spital Richterswil, CH-Richterswil
Seit Mai 2014 ist die Forschungsabteilung dem Bereich «Anthroposophisch erweiterte Medizin» des Instituts für Komplementärmedizin der Universität Bern zugeordnet und wird durch Frau Prof. Dr. med. Ursula Wolf geleitet (siehe dort).
http://paracelsus-spital.com/forschung

Louis Bolk Institut, NL-Driebergen
Forschung und Entwicklung auf dem Gebiet der Komplementärmedizin / Integrativen Medizin, Methodologie, Effizienz von Komplementärmedizin, Ausbildungsforschung
www.louisbolk.org/projects

Universitäre Forschung

Gerhard Kienle Lehrstuhl für Medizintheorie, Integrative und Anthroposophische Medizin
Universität Witten/Herdecke, DE-Witten
Prof. Dr. med. Peter Heusser
Entwicklung von tragfähigen Lehr- und Forschungsprojekten zur Komplementärmedizin mit wissenschaftlicher und gesellschaftlicher Relevanz sowie deren Integration in die anderen Forschungsbereiche der Universität Witten/Herdecke, Ausbildungsforschung
www.uni-wh.de/gesundheit/lehrstuhl-medizintheorie

Universitäts-Zentrum Naturheilkunde, Universität Freiburg i. Br., DE-Freiburg
PD Dr. med. Roman Huber
Enge Verbindung von Ambulanz, klinischer Forschung und Laborforschung, Grundlagenforschung Naturheilkunde
www.uniklinik-freiburg.de/iuk/uni-zentrum-naturheil kunde

Institut für Komplementärmedizin IKOM, CH-Bern
Ao-Professur für Anthroposophisch erweiterte Medizin
Prof. Dr. med. Ursula Wolf
Forschung und Entwicklung auf dem Gebiet der Komplementärmedizin/Anthroposophischen Medizin mit quantitativen und qualitativen state-of-the-art Methoden
www.ikom.unibe.ch

Hogeschool, NL-Leiden
Professorship Anthroposophic Healthcare
Prof. Dr. med. Erik Baars
Klinische Studien, Care programmes, Dokumentationsmethoden
www.hslleiden.nl/lectoraten/professorship-anthroposophic-healthcare/professor

Weiterführende Webseiten

Webseiten für weitere Informationen, einschließlich Aus- und Weiterbildung für Anthroposophische Medizin

Medizinische Sektion am Goetheanum: www.medsektion-goetheanum.org
Internationale Vereinigung Anthroposophischer Ärztegesellschaften: www.ivaa.info
Europäische Allianz von Initiativen angewandter Anthroposophie: www.eliant.eu
Dachverband Anthroposophische Medizin in Deutschland: www.damid.de
Dachverband Komplementärmedizin in der Schweiz: www.dakomed.ch
Internationales Netzwerk qualitätsgesicherte Anthroposophische Medizin: www.anthromed.de
Dialogforum Pluralismus in der Medizin: www.dialogforum-pluralismusindermedizin.de

Anthroposophische Arzneimittelhersteller

ABNOBA GmbH: www.abnoba.de
Birken GmbH: www.imlan.de
HELIXOR Heilmittel GmbH & Co. KG: www.helixor.de
HELIXOR Österreich: Vertrieb über Germania Pharmazeutika GmbH: www.germania.at
ISCADOR AG/HISCIA: www.Iscador.com / www.vfk.ch
WALA Heilmittel GmbH: www.wala.de, www.dr.hauschka.de

WALA Österreich: Vertrieb über Apotheke zum rothen Krebs: www.krebsapotheke.at
WALA Schweiz: Vertrieb über E-mail: info@wala.ch
Weleda AG Deutschland: www.weleda.de
Weleda AG Schweiz: www.weleda.ch
Weleda GmbH & Co. KG Österreich: www.weleda.at

Patientenverbände

Europäische Föderation von Patientenverbänden in der Anthroposophischen Medizin: www.efpam.eu

Deutscher Patientenverband gesundheit aktiv, anthroposophische Heilkunst e.V.: www.gesundheit-aktiv.de/

Schweizer Patientenbewegung anthrosana, Verein für anthroposophisch erweitertes Heilwesen: www.anthrosana.ch

Österreichische Patientenorganisation für Anthroposophische Medizin – Verein für ein anthroposophisch erweitertes Heilwesen e.V. (ÖPAM): www.heilwesen.at

Anmerkungen

1 Steiner, Rudolf: Die Hygiene als soziale Frage. In: *Physiologisch-Therapeutisches auf Grundlage der Geisteswissenschaft.* GA 314. Rudolf Steiner Verlag, Dornach 1989, S. 221–261.

2 Glöckler, Michaela / Girke, Matthias / Matthes, Harald: Anthroposophische Medizin und ihr integratives Paradigma. In: Rahel Uhlenhoff (Hg.): *Anthroposophie in Geschichte und Gegenwart.* Berliner Wissenschaftsverlag, Berlin 2011.

3 Heusser, Peter: *Anthroposophische Medizin und Wissenschaft: Beiträge zu einer ganzheitlichen medizinischen Anthropologie.* Schattauer Verlag, Stuttgart 2010.

4 Siehe auch: http://www.anthromed.de.

5 Steiner, Rudolf / Wegman, Ita: *Grundlegendes für eine Erweiterung der Heilkunst nach geisteswissenschaftlichen Erkenntnissen.* GA 27. Rudolf Steiner Verlag, Dornach [7]1991.

6 Steiner, Rudolf: *Geisteswissenschaft und Medizin. Geisteswissenschaftliche Gesichtspunkte zur Therapie.* GA 312, 313. Rudolf Steiner Verlag, Dornach 2001.

7 Glöckler, Michaela (Hg.): *Anthroposophische Arzneitherapie für Ärzte und Apotheker.* 5. Folgelieferung. Wissenschaftliche Verlagsgesellschaft Stuttgart, Stuttgart 2014.

8 Girke, Matthias: *Innere Medizin. Grundlagen und therapeutische Konzepte der Anthroposophischen Medizin.* Salumed Verlag, Berlin 2012.

9 Soldner, Georg / Stellmann, H. Michael: *Individuelle Pädiatrie.* Wissenschaftliche Verlagsgesellschaft Stuttgart, Stuttgart 2011.

10 Glöckler, Michaela / Goebel, Wolfgang / Michael, Karin: *Kindersprechstunde – Ein medizinisch-pädagogischer Ratgeber*. Verlag Urachhaus, Stuttgart [20]2015.
11 Evans, Sharon S. / Repasky, Elizabeth A. / Fisher, Daniel T.: *Fever and the thermal regulation of immunity: the immune system feels the heat*. Nature Reviews Immunology 15:335–349, 2015.
12 Siehe z.B. Fröhlich-Gildhoff, Klaus / Rönnau-Böse, Maike: *Resilienz*. Ernst Reinhardt Verlag, München 2015.
13 Bonhoeffer, Dietrich: *Widerstand und Ergebung. Briefe und Aufzeichnungen aus der Haft*. Dietrich Bonhoeffer Werke, 8. Band. Gütersloher Verlagshaus, Gütersloh 2011.
14 Wolfram, Elise: *Paracelsus. Die okkulten Ursachen der Krankheiten: Volumen Paramirum*. Nachdr. d. Aufl. 1912, Verlag am Goetheanum, Dornach 1991.
15 Daems, Willem F.: *Streifzüge durch die Medizin- und Pharmaziegeschichte*. Verlag am Goetheanum, Dornach 2001.
16 Steiner, Rudolf: *Grundlinien einer Erkenntnistheorie der Goetheschen Weltanschauung mit besonderer Rücksicht auf Schiller*. GA 2. Rudolf Steiner Verlag, Dornach 2003.
17 Steiner, Rudolf: *Wahrheit und Wissenschaft*. GA 3. Rudolf Steiner Verlag, Basel 2012.
18 Steiner, Rudolf: *Die Philosophie der Freiheit. Grundzüge einer modernen Weltanschauung*. GA 4. Rudolf Steiner Verlag, Dornach 1995.
19 Siehe auch: https://www.goetheanum.org.
20 Steiner, Rudolf: *Die Philosophie der Freiheit*. GA 4. Rudolf Steiner Verlag, Dornach [16]1995, S. 271.
21 Steiner, Rudolf: *Wie erlangt man Erkenntnisse der höheren Welten?* GA 10. Rudolf Steiner Verlag, Dornach 1992.
22 Nähere Informationen unter: http://www.goetheanum.org/Allgemeine-Anthroposophische-Gesellschaft.336.0.html.

23 Rosslenbroich, B.: *On the Origin of Autonomy. A New Look at the Major Transitions in Evolution*. Springer, Heidelberg, New York 2014.
24 Siehe Rudolf Steiner Archiv, Dornach/Schweiz: http://www.rudolf-steiner.com/rudolf-steiner/biographie-2/.
25 Steiner, Rudolf: *Schriften. Kritische Ausgabe (SKA)*. Band 7: Schriften zur Erkenntnisschulung. Herausgegeben und kommentiert von Christian Clement. frommann-holzboog, Stuttgart, und Rudolf Steiner Verlag, Basel 2014, S. XLIII.
26 Peter Sloterdijk im Gespräch mit Mateo Kries. In: *Die Welt*, 25. Oktober 2011.
27 Steiner, Rudolf: *Geisteswissenschaft und Medizin*. GA 312. Rudolf Steiner Verlag, Dornach 1999, S. 118.
28 Steiner, Rudolf: *Die Geheimwissenschaft im Umriss*. GA 13. Rudolf Steiner Verlag, Dornach ^{30}1989.
29 Glöckler, Michaela: Einblicke in die anthroposophisch-medizinische Forschung und die Arbeit der Medizinischen Sektion. In: Christiane Haid, Constanza Kaliks, Seija Zimmermann (Hg.): *Goetheanum – Freie Hochschule für Geisteswissenschaft. Geschichte und Forschung der Sektionen*. Verlag am Goetheanum, Dornach 2017.
30 In: Morgenstern, Christian: *Wir fanden einen Pfad*. Rudolf Steiner Verlag, Dornach 2004.
31 Steiner, Rudolf: Fichtes Geist mitten unter uns. In: Aus dem mitteleuropäischen Geistesleben. GA 65. Dornach: Rudolf Steiner Verlag. ^{2}2000.
32 Steiner, Rudolf: *Die Philosophie der Freiheit*. GA 4. Dornach: Rudolf Steiner Verlag. ^{16}1995.
33 Steiner, Rudolf: *Grundlinien einer Erkenntnistheorie der Goetheschen Weltanschauung*. GA 2. Dornach: Rudolf Steiner Verlag. ^{8}2003.
34 Steiner, Rudolf: *Selbsterkenntnis und Welterkenntnis vom Gesichtspunkte der Geisteswissenschaft*. Vortrag vom 23. April 1915. Dornach: Rudolf Steiner Verlag. 1995.

35 Glöckler, Michaela / Grün, Anselm: *Kinder suchen Wahrheit: Spiritualität in der Erziehung*. Arlesheim: anthrosana 2008.
36 Glöckler, Michaela: *Wahrheit und Lebenskraft*. Esslingen: Gesundheitspflege initiativ, 2009.
37 Glöckler, Michaela: *Engelgestütztes Handeln – Liebe bewegt und heilt*. Esslingen: Gesundheitspflege initiativ, 2010.
38 Steiner, Rudolf: 1. Leitsatz. In: *Anthroposophische Leitsätze*. GA 26. Dornach: Rudolf Steiner Verlag. [10]1998.
39 Arendt, Hannah: *Denken ohne Geländer. Texte und Briefe*. Piper Verlag, München 2006.
40 Eriugena, Johannes Scotus: *Über die Einteilung der Natur*. Übersetzung von Ludwig Noack. Unveränderter Nachdruck der 1. Auflage von 1870. Meiner Verlag, Hamburg 1994.
41 Morgenstern, Christian: *Wir fanden einen Pfad*. Rudolf Steiner Verlag, Dornach 2004.
42 Hoerner, Wilhelm: Zeit und Rhythmus: *Die Ordnungsgesetze der Erde und des Menschen*. Urachhaus Verlag, Stuttgart 2006.
43 Steiner, Rudolf: *Die Geheimwissenschaft im Umriss*. GA 13. Rudolf Steiner Verlag, Dornach [30]1989.
44 Ebd., S. 409 und 415.
45 Sheldrake, Rupert: *The Presence of the Past: Morphic Resonance and the Habits of Nature*. Icon Books, London 2011.
46 Lima-de Faria, Antonio: *Evolution Without Selection: Form and Function by Autoevolution*. Elsevier Science, Philadelphia/PA 1990.
47 Husemann, Friedrich / Wolff, Otto: *Das Bild des Menschen als Grundlage der Heilkunst*. Bd. I und II. Verlag Freies Geistesleben, Stuttgart [2]2000.
48 Girke, Matthias: *Innere Medizin*. Salumed Verlag. Berlin [2]2012.
49 Siehe auch Steiner, Rudolf / Wegman, Ita: *Grundlegendes für eine Erweiterung der Heilkunst nach geistes-*

wissenschaftlichen Erkenntnissen. Rudolf Steiner Verlag, Dornach [7]1991.

50 Siehe auch Steiner, Rudolf: *Eine okkulte Physiologie.* GA 128. Rudolf Steiner Verlag, Dornach 1991.

51 Siehe auch Selg, Peter: *„Okkulte Physiologie»: Rudolf Steiners Prager Kurs (1911).* Verlag des Ita Wegman Instituts, Arlesheim 2015.

52 Claudius, Ilene / Baraff, Larry J.: *Pediatric emergencies associated with fever.* Emergency Medicine Clinics of North America 28:67–84, 2010.

53 Emde, Birgit / Tetzner, Heide: Selbstmedikation. In: Glöckler, Michaela (Hg.): *Anthroposophische Arzneitherapie für Ärzte und Apotheker.* Wissenschaftliche Verlagsgesellschaft Stuttgart, Stuttgart 2014.

54 Hamre, Harald J. / Glockmann, Anja / Schwarz, Reinhard / Riley, David S. / Baars, Eric W. / Kiene, Helmut / Kienle, Gunver S.: *Antibiotic Use in Children with Acute Respiratory or Ear Infections: Prospective Observational Comparison of Anthroposophic and Conventional Treatment under Routine Primary Care Conditions.* Evidence-Based Complementary and Alternative Medicine 2014: http://dx.doi.org/10.1155/2014/243801.

55 zur Linden, Wilhelm: *Geburt und Kindheit.* V. Klostermann Verlag, Frankfurt 1992, S. 337–350.

56 Glöckler, Michaela / Goebel, Wolfgang / Michael, Karin: *Kindersprechstunde. Ein medizinisch-pädagogischer Ratgeber.* Urachhaus Verlag, Stuttgart [20]2015, S. 284 ff.

57 Soldner, Georg / Stellmann, H. Michael: *Individuelle Pädiatrie. Leibliche, seelische und geistige Aspekte in Diagnostik und Beratung.* Wissenschaftliche Verlagsgesellschaft Stuttgart, Stuttgart 2011, S. 83 ff.

58 Eine ausführliche Darstellung der Vitamin-D-Schäden findet sich bei Seelig, M. S.: *Vitamin D and cardiovascular, renal and brain damage in infancy and childhood.* Ann. New York Acad. Sci. 1969, 147:539–582.

59 Steiner, Rudolf / Wegman, Ita: *Grundlegendes für eine Erweiterung der Heilkunst nach geisteswissenschaft-*

lichen Erkenntnissen. Rudolf Steiner Verlag, Dornach [7]1991.
60 Schmitz, Hermann: *Kurze Einführung in die Neue Phänomenologie.* Verlag Karl Alber, Freiburg i. Br. 2014.
61 Vgl. Egger, Josef W.: *Das biopsychosoziale Krankheitsmodell. Grundzüge eines wissenschaftlich begründeten ganzheitlichen Verständnisses von Krankheit.* Psychologische Medizin 2:3–12, 2005.
62 Glöckler Michaela / Girke, Matthias / Matthes, Harald: Anthroposophische Medizin und ihr integratives Paradigma. In: *Anthroposophie in Geschichte und Gegenwart.* Berliner Wissenschafts-Verlag, Berlin 2011.
63 Steiner, Rudolf: *Von Seelenrätseln.* GA 21. Rudolf Steiner Verlag, Dornach 1983.
64 Aus: Blechschmidt, Erich: *Die vorgeburtlichen Entwicklungsstadien des Menschen.* Atlas. Karger 1995.
65 Steiner, Rudolf: *Von Seelenrätseln.* GA 21. Rudolf Steiner Verlag, Dornach 1983, S. 152–153.
66 Schad, Wolfgang: *Säugetiere und Mensch. Zur Gestaltbiologie vom Gesichtspunkt der Dreigliederung.* Verlag Freies Geistesleben, Stuttgart 1985.
67 Steiner, Rudolf: *Von Seelenrätseln.* GA 21. Rudolf Steiner Verlag, Dornach 1983, S. 150.
68 Schiller, Friedrich: *Über die ästhetische Erziehung des Menschen.* Reclam Verlag, Ditzingen 2000.
69 In: Wallensteins Tod III, 13. (Wallenstein).
70 Siehe in: *Beiträge zur Rudolf Steiner Gesamtausgabe*, Nr. 34. Rudolf Steiner Verlag, Dornach 1971, S. 23.
71 Siehe Steiner, Rudolf: *Die gesunde Entwicklung des Menschenwesens.* Rudolf Steiner Verlag, Dornach 1987.
72 Siehe Glöckler, Michaela / Langhammer, Stefan / Wiechert, Christof (Hg.): *Gesundheit durch Erziehung.* Förderstiftung Anthroposophische Medizin, Dornach 2006.
73 Siehe Glöckler, Michaela (Hg.): *Das Schulkind – gemeinsame Aufgaben von Arzt und Lehrer.* Verlag am Goetheanum, Dornach 1998.
74 Siehe Glöckler, Michaela (Hg.): *Gesundheit und Schule.*

Schulärztliche Tätigkeit an Waldorf- und Rudolf Steiner Schulen. Verlag am Goetheanum, Dornach 1998.

75 Siehe z. B. Alexander, Eben: *Blick in die Ewigkeit: Die faszinierende Nahtoderfahrung eines Neurochirurgen.* Ansata Verlag, München 2013.

76 van Lommel, Pim: *Endloses Bewusstsein – Neue medizinische Fakten zur Nahtoderfahrung.* Patmos Verlag, Ostfildern 2014.

77 Ebd.

78 Siehe Anm. 76.

79 Steiner, Rudolf / Wegman, Ita: *Grundlegendes für eine Erweiterung der Heilkunst nach geisteswissenschaftlichen Erkenntnissen.* Rudolf Steiner Verlag, Dornach 1991.

80 Siehe auch Internationale Gesellschaft für Anthroposophische Tiermedizin (IGAT) unter: http://www.ggtm.de/tierhalter/therapien/anthroposophische-tiermedizin/.

81 Spranger, Jörg: *Lehrbuch der anthroposophischen Tiermedizin.* Sonntag Verlag, Stuttgart 2007.

82 Greenpeace e.V.: *Europas Abhängigkeit von Pestiziden.* 2015. Kostenloser Download unter: https://www.greenpeace.de/sites/www.greenpeace.de/files/publications/umweltreport_pestizide_greenpeace_20151013.pdf.

83 Kipp, Friedrich A.: *Die Evolution des Menschen im Hinblick auf seine lange Jugendzeit.* Verlag Freies Geistesleben, Stuttgart [2]1991.

84 Rosslenbroich, Bernd: *On the Origin of Autonomy.* Springer Verlag, Berlin/New York 2014.

85 Steiner, Rudolf / Wegman, Ita: *Grundlegendes für eine Erweiterung der Heilkunst nach geisteswissenschaftlichen Erkenntnissen.* GA 27, 1. Kap., Rudolf Steiner Verlag, Dornach [7]1991.

86 Hirte, Martin: *Impfen: Pro & Contra – Das Handbuch für die individuelle Impfentscheidung.* Knaur MensSana, München 2008.

87 Goebel, Wolfgang: *Schutzimpfungen selbst verantwortet. Grundlagen für eigene Entscheidungen.* Verlag Freies Geistesleben, Stuttgart 2004.

88 Rilke, Rainer Maria: *Das Stunden-Buch.* Insel Verlag, Berlin 1972.
89 Lutherbibel, Offenbarung 14:13.
90 Angelus Silesius.
91 Siehe Joh. 3,1–8.
92 Bock, Emil: *Wiederholte Erdenleben. Die Wiederverkörperungsidee der deutschen Geistesgeschichte.* Verlag Urachhaus, Stuttgart 1996.
93 Siehe Matth. 5,1–7,29.
94 Novalis (d. i. Friedrich von Hardenberg). *Heinrich von Ofterdingen.* Verlag Der Morgen, Berlin 1986.
95 Steiner, Rudolf: *Die Philosophie der Freiheit.* GA 4. Rudolf Steiner Verlag, Dornach [16]1995, S. 191 ff.
96 Siehe auch Steiner, Rudolf: *Theosophie.* GA 9. Kap. Das Wesen des Menschen. Rudolf Steiner Verlag, Dornach 2003.
97 Morgenstern, Christian: *Stuttgarter Ausgabe.* Band 2 Lyrik 1906–1914. Urachhaus Verlag, Stuttgart 1992, S. 217.
98 Steiner, Rudolf: Die Hygiene als soziale Frage. Vortrag vom 7. April 1920. In: *Physiologisch-Therapeutisches auf Grundlage der Geisteswissenschaft.* GA 314. Rudolf Steiner Verlag, Dornach 1989.
99 Siehe auch: *Waldorfpädagogik und Anthroposophische Medizin.* Schwerpunktheft «Der Merkurstab» 4:2012.
100 Steiner, Rudolf: *Meditative Betrachtungen und Anleitungen zur Vertiefung der Heilkunst.* GA 316. Rudolf Steiner Verlag, Dornach [3]1987.
101 Steiner, Rudolf: Erster Rundbrief im Anschluss an den Weihnachtskursus für der Medizin Beflissene vom 11. März 1924. In GA 316. Rudolf Steiner Verlag, Dornach [3]1987, S. 223.
102 Vgl. Steiner, Rudolf: *Die Erneuerung der pädagogisch-didaktischen Kunst durch Geisteswissenschaft.* GA 301. Rudolf Steiner Verlag, Dornach [4]1991.
103 Wiechert, Christof: *Die Waldorfschule: Eine Einführung.* Verlag am Goetheanum, Dornach 2014.

104 Vgl. Ruf, Bernd: *Trümmer und Traumata. Anthroposophische Grundlagen notfallpädagogischer Einsätze*. Verlag des Ita Wegman Instituts, Arlesheim 2012. Siehe auch unter: www.freunde-waldorf.de/notfallpaedagogik.html.
105 Literatur zur Sinneslehre Rudolf Steiners (u.a.): *Anthroposophie* (GA 45), S. 29–40; *Das Rätsel des Menschen* (GA 170), Vortrag vom 12. August 1916; *Von Seelenrätseln* (GA 21), IV/5: Über die wirkliche Grundlage der intentionalen Beziehung.
106 Glöckler, Michaela / Goebel, Wolfgang / Michael, Karin: *Kindersprechstunde. Ein medizinisch-pädagogischer Ratgeber*. Kap. Multimedia und die Kinder. Urachhaus Verlag, Stuttgart [20]2015, S. 566–580.
107 Spitzer, Manfred: *Digitale Demenz. Wie wir uns und unsere Kinder um den Verstand bringen*. Droemer Verlag, München 2012.
108 Steiner, Rudolf: *Zur Sinneslehre*. Themen aus dem Gesamtwerk Bd. 3. Verlag Freies Geistesleben, Stuttgart 2014.
109 Auer, Wolfgang-M.: *Sinnes-Welten*. Kösel Verlag, München 2007.
110 Grimm, Rüdiger / Kaschubowski, Götz (Hg.): *Kompendium der anthroposophischen Heilpädagogik*. Ernst Reinhardt Verlag, München 2008.
111 Glöckler, Michaela: *Ethik des Sterbens und Würde des Lebens – Versuch einer anthroposophischen Stellungnahme zum assistierten Suizid*. Der Merkurstab 2010, 5:408–420.
112 Glöckler, Michaela / Heine, Rolf (Hg.): *Spiritualität im medizinischen Alltag: Sinnfragen beim Sterben von Kindern und alten Menschen*. Medizinische Sektion am Goetheanum, Dornach 2007.
113 Glöckler, Michaela / Heine, Rolf (Hg.): *Ethik des Sterbens – Würde des Lebens*. Verlag am Goetheanum, Dornach [2]2006.
114 Glöckler, Michaela / Heine, Rolf (Hg.): *Handeln im*

Umkreis des Todes. Verlag am Goetheanum, Dornach [2]2003.

115 Arbeitskreis Anthroposophische Palliativmedizin in der Gesellschaft Anthroposophischer Ärzte in Deutschland/GAÄD, siehe auch: http://www.gaed.de/gaaed/struktur/struktur/arbeitskreise-nach-fachrichtungen.html.

116 Glöckler, Michaela: *Urteilskompetenz und Entscheidungsfindung im Kontext von Hirntod und Organtransplantation*. Der Merkurstab 5:391–399, 2015.

117 Siehe zur In-Vitro-Fertilisation auch Michaela Glöckler (Hg.): *Medizin an der Schwelle*. Kap. Zum Schwangerschaftsabbruch. Verlag am Goetheanum, Dornach 1993, S. 40–45.

118 Siehe Anm. 113.

119 Ebd.

120 Prokofieff, Sergej O. / Selg, Peter: *Das Leben schützen – Ärztliche Ethik und Suizidhilfe. Eine Betrachtung aus anthroposophischer Sicht*. Verlag am Goetheanum, Dornach [2]2016.

121 Weitere Informationen unter: http://www.individuelle-impfentscheidung.de/.

122 Goebel, Wolfgang: *Schutzimpfungen selbst verantwortet: Grundlagen für eigene Entscheidungen*. Verlag Freies Geistesleben, Stuttgart [4]2009.

123 Hirte, Martin: *Impfen – Pro & Contra*. Droemersche Verlagsanstalt, München 2005.

124 Vagedes, Jan / Soldner, Georg: Vorsorgen und Impfen. In: *Das Kindergesundheitsbuch*. Gräfe & Unzer Verlag, München, Neuausg. 2008.

125 Hildebrandt, Gunther: Physiologische Grundlagen der Hygiogenese. In: Heusser, Peter (Hg.): *Akademische Forschung in der Anthroposophischen Medizin*. Beispiel: Hygiogenese. Natur- und geisteswissenschaftliche Zugänge zur Selbstheilungskraft des Menschen. Peter Lang Verlag, Bern 1999.

126 Antonovsky, Aaron: *Salutogenese. Zur Entmystifizierung der Gesundheit*. DGVT-Verlag, Tübingen 1997.

127 Opp, Günther / Fingerle, Michael (Hg.): *Was Kinder stärkt. Erziehung zwischen Risiko und Resilienz.* Ernst Reinhardt Verlag, München [3]2008.
128 Steiner, Rudolf: *Ritualtexte für die Feiern des freien christlichen Religionsunterrichtes.* GA 269. Rudolf Steiner Verlag, Dornach 1997, S. 42–44.
129 von Goethe, Johann Wolfgang: *West-östlicher Divan.* Insel Verlag, Berlin 2010.
130 Maslow, Abraham H.: *Motivation und Persönlichkeit.* Rowohlt Verlag, Hamburg [11]2008.
131 Frankl, Viktor E.: *Logotherapie und Existenzanalyse: Texte aus sechs Jahrzehnten.* Beltz Verlag, Weinheim [3]2010.
132 Fuchs, Thomas: *Das Gehirn – ein Beziehungsorgan.* Kohlhammer Verlag, Stuttgart 2007.
133 Bühler, Walther: *Der Leib als Instrument der Seele in Gesundheit und Krankheit.* Verlag Freies Geistesleben, Stuttgart [5]1993.
134 Gesellschaft Anthroposophischer Ärzte in Deutschland/ GAÄD und Medizinische Sektion am Goetheanum (Hg.): *Vademecum anthroposophische Arzneimittel.* Dornach [3]2013.
135 Glöckler, Michaela (Hg.): *Anthroposophische Arzneitherapie für Ärzte und Apotheker.* Wissenschaftliche Verlagsgesellschaft, Stuttgart 2014.
136 Meyer, Ulrich / Pedersen, Peter Alsted (Hg.): *Anthroposophische Pharmazie. Grundlagen, Herstellprozesse, Arzneimittel.* Salumed Verlag, Berlin 2016.
137 Zur anthroposophischen Veterinärmedizin siehe Spranger, Jörg: *Lehrbuch der anthroposophischen Tiermedizin.* Sonntag Verlag, Stuttgart 2006.
138 International Association of Anthroposophic Pharmacists IAAP: *Anthroposophic Pharmaceutical Codex.* Wissenschaftliche Verlagsgesellschaft Stuttgart, Stuttgart 2014.
139 Siehe auch Girke, Matthias: *Innere Medizin. Grundlagen und therapeutische Konzepte der Anthroposophi-*

schen Medizin. Kap. VIII. Salumed Verlag, Berlin 2012.
140 Husemann, Friedwart: *Zum Wesensgliedergefüge der Hypertonie*. Der Merkurstab 1990, 2:116–117.
141 Gesellschaft Anthroposophischer Ärzte in Deutschland/ GAÄD und Medizinische Sektion am Goetheanum (Hg.): *Vademecum anthroposophische Arzneimittel*. Dornach [3]2013.
142 Kusserow, Maria: *Äußere Anwendungen in der anthroposophisch erweiterten Medizin*. Weleda Korrespondenzblätter für Ärzte 1992, 133:122–153.
143 Steiner, Rudolf: *Welche Bedeutung hat die okkulte Entwicklung des Menschen für seine Hüllen und sein Selbst?* GA 145. Rudolf Steiner Verlag, Dornach [6]2005.
144 Ulbricht, T.L.: *Coronary heart disease: seven dietary factors*. Southgate DA 1991, Lancet 338:985–992.
145 Appel, L.J. / Moore, T.J. / Obarzanek, E., et al.: *For the DASH Collaborative Research Group. A clinical trial of the effects of dietary patterns on blood pressure*. New English Journal of Medicine 1997, 336:1117–1124.
146 Eaton S.B. / Korner, N. (1987): *Palleo Nutrion: A consileration of its nature and implications*. New Engl. Journal of Medicine 1987, 312, zitiert nach MMW (1991) 133,48:738 GAÄD 2013: Gesellschaft Anthroposophischer Ärzte in Deutschland und Medizinische Sektion der Freien Hochschule für Geisteswissenschaft (Hg.): *Vademecum Anthroposophische Arzneimittel*. Der Merkurstab [3]2013 Supplement 63(5).
147 Steiner, Rudolf: *Grundlegendes für eine Erweiterung der Heilkunst nach geisteswissenschaftlichen Erkenntnissen*. GA 27. Rudolf Steiner Verlag, Dornach [7]1991.
148 Klaus, D. / Böhm, M. / Halle, M. / Kolloch, R. / Middeke, M. / Pavenstädt, H. / Hoyer, J. (2009): *Die Beschränkung der Kochsalzaufnahme in der Gesamtbevölkerung verspricht langfristig großen Nutzen*. Dtsch Med Wochenschr 2009, 134:108–118.

149 Cook, N.R. / Obarzanek, E. / Cutler, J.A. / Billing, J.E. / Rexrode, K.M. / Kumanyika, S.K. / Appel, U. / Whelton, P.K.: *Trials of Hypertension Prevention Collaborative Research Group: Joint effects of sodium and potassium intake on subsequent cardiovascular disease. The trials of hypertension prevention follow-up study*. Arch Intern Med 2009, 169:32–40.
150 Barbagallo, M. / Dominguez, L.J. / Galioto, A. / Ferlis, A. / Cani, C. / Malta, L. / Pineo, A. / Busaido, A. / Paolisso, G.: (2003): *Role of magnesium in insulin action, diabetes and cardio-meta-bolic syndrome x*. Molecular Aspects of Medicine 2003, 24:39–52.
151 Miyachi, M. / Kawano, H. / Sugawara, J. / Takahashi, K. / Hayashi, K. / Yamazaki, K. / Tabata, I. / Tanaka, H.: *Unfavorables effects of resistance training on central arterial compliance*. Circulation 2004, 110:2858–2863.
152 Hambrecht, R., et al.: *Effect of exercise on coronary endothelial function in patients with coronary artery disease*. New Engl. Journal of Medicine 2000, 342:454–460.
153 Steiner, Rudolf: *Die Geheimwissenschaft im Umriss*. GA 13. Rudolf Steiner Verlag, Dornach [30]1989.
154 Trenkwalder, Peter: *Kognitive Störungen und Demenz – neue Endorganschäden bei Hypertonie*. Dtsch. Med. Wschr 2000, 115:1349.
155 Steiner, Rudolf: *Wie erlangt man Erkenntnisse der höheren Welten?* GA 10. Rudolf Steiner Verlag, Dornach [24]1993.
156 Rißmann, Wolfgang: Unipolare depressive Störungen. In: Glöckler, Michaela (Hg.): *Anthroposophische Arzneitherapie für Ärzte und Apotheker*. 4. Folgelieferung. Wissenschaftliche Verlagsgesellschaft, Stuttgart 2012.
157 Siehe auch Soldner, Georg / Stellmann, H. Michael: Otitis media. In: *Individuelle Pädiatrie*. Wissenschaftliche Verlagsgesellschaft, Stuttgart 2011.
158 Vgl. u.a. Sommer, Markus: Behandlung der Otitis me-

dia ohne Antibiotika. In: *Der Merkurstab* 51:373–374, 1998.
159 Lange, Petra: Äußere Anwendungen in der häuslichen Krankenpflege. In: Glöckler, Michaela / Goebel, Wolfgang / Michael, Karin: *Kindersprechstunde. Ein medizinisch-pädagogischer Ratgeber.* Urachhaus Verlag, Stuttgart [20]2015, S. 294–315.
160 Siehe auch Lange, Petra: *Hausmittel für Kinder. Natürlich vorbeugen und heilen.* Rowohlt, Reinbek 2012.
161 Steiner, Rudolf / Wegman, Ita: *Grundlegendes für eine Erweiterung der Heilkunst nach geisteswissenschaftlichen Erkenntnissen.* GA 27. Rudolf Steiner Verlag, Dornach [7]1991, Vorbemerkung zum ersten Krankheitsfall, S. 90.
162 Kühne, Petra: *Anthroposophische Ernährung. Lebensmittel und ihre Qualität.* Arbeitskreis für Ernährungsforschung, Bad Vilbel 2008, siehe auch: http://www.ak-ernaehrung.de/.
163 Kühne, Petra: *Anthroposophische Ernährung II – Mineralstoffe und Spurenelemente.* Arbeitskreis für Ernährungsforschung, Bad Vilbel 2014, siehe auch: http://www.ak-ernaehrung.de/.
164 Steiner, Rudolf: *Ernährung und Bewusstsein.* Verlag Freies Geistesleben, Stuttgart 2014.
165 Husemann, Friedrich / Wolff, Otto: *Das Bild des Menschen als Grundlage der Heilkunst.* Bd. I und II. Verlag Freies Geistesleben, Stuttgart [2]2000.
166 Matthäus-Evangelium 4,4.
167 kontakt@lebensgemeinschaft-bingenheim.de.
168 Aus: Morgenstern, Christian: *Wir fanden einen Pfad.* Rudolf Steiner Verlag, Dornach 2004.
169 Steiner, Rudolf: *Vom Lebenslauf des Menschen.* Themen aus dem Gesamtwerk Band 4, hg. von Fucke, Erhard. Verlag Freies Geistesleben, Stuttgart [6]2006.
170 Steiner, Rudolf: *Stichwort Karma.* Futurum Verlag, Basel 2013.
171 Lievegoed, Bernard: *Der Mensch an der Schwelle:*

Biografische Krisen und Entwicklungsmöglichkeiten. Verlag Freies Geistesleben, Stuttgart 2012.

172 Treichler, Rudolf: *Die Entwicklung der Seele im Lebenslauf: Stufen, Störungen und Erkrankungen des Seelenlebens.* Verlag Freies Geistesleben, Stuttg. 2015.

173 Nähere Informationen auf der Webseite der Deutschen Gesellschaft für Anthroposophische Psychotherapie e.V.: http://www.anthroposophische-psychotherapie.de.

174 Siehe z. B. Burkhard, Gudrun: *Das Leben in die Hand nehmen.* Verlag Freies Geistesleben, Stuttgart [16]2014. Dies.: *Schlüsselfragen zur Biografie.* Verlag Freies Geistesleben, Stuttgart [10]2013. Hanses, Andreas (Hg.): *Biographie und Soziale Arbeit.* Schneider Hohengehren, München 2004. Lievegoed, Bernard: *Lebenskrisen – Lebenschancen.* Kösel Verlag, München [12]2001. Wais, Mathias: *Biographiearbeit – Lebensberatung.* Verlag Urachhaus, Stuttgart [7]2010.

175 Dekkers, Ad: *Psychotherapie der menschlichen Würde.* Verlag Freies Geistesleben, Stuttgart 2012.

176 Kienle, Gunver Sophia: *Der sogenannte Placebo-Effekt: Illusion – Fakten – Realität.* Schattauer Verlag, Stuttgart 1995.

177 Für aktuelle Informationen siehe unter: http://www.icaat-medsektion.net/.

178 Geleitwort von Marie Steiner in: Steiner, Rudolf: *Kunst im Lichte der Mysterienweisheit.* GA 275. Rudolf Steiner Verlag, Dornach 1990, S. 9.

179 Rittelmeyer, Christian: *Schulbauten positiv gestalten. Wie Schüler Farben und Formen erleben.* Bauverlag, Wiesbaden 1994.

180 Siehe auch Fäth, Reinhold: *Die therapeutische Dimension von Architektur und Design.* Pforte Verlag, Dornach 2007.

181 Raab, Rex: *Die Waldorfschule baut: 60 Jahre Architektur der Waldorfschule.* Verlag Freies Geistesleben, Stuttgart 1982.

182 Rittelmeyer, Christian: *Einführung in die Gestaltung*

von Schulbauten. Ein Lehr- und Schulungsbuch. Verlag Farbe und Gesundheit, Frammersbach 2013.

183 De Ris Allen, Joan: *Living Buildings. An Expression of Fifty Years of Camphill, Halls and Chapels of the Camphill Movement.* Bieldside, Aberdeen 1990.

184 Golombek, Evelyne: *Plastisch-therapeutisches Gestalten. Anthroposophische Kunsttherapie Bd. 1.* Urachhaus Verlag, Stuttgart [2]2003.

185 Siehe dazu: *ritabaumgart-kunsttherapie.de/praxis.html.*

186 da Vinci, Leonardo: *Das da Vinci Universum – Die Notizbücher des Leonardo.* Hg.: Emma Dickens. Ullstein Verlag, Berlin 2006.

187 Steiner, Rudolf: Das Wesen der Künste. Vortrag vom 28. Oktober 1909. In: *Kunst und Kunsterkenntnis.* GA 271. Rudolf Steiner Verlag, Dornach 1985.

188 Mees-Christeller, Eva / Denzinger, Inge / Altmaier, Marianne, et al: *Therapeutisches Zeichnen und Malen. Anthroposophische Kunsttherapie Bd. 2.* Urachhaus Verlag, Stuttgart [2]2002.

189 Altmaier, Marianne: *Der kunsttherapeutische Prozess.* Verlag Urachhaus, Stuttgart 1995.

190 Steiner, Rudolf: *Das Wesen des Musikalischen und das Tonerleben im Menschen.* GA 283. Rudolf Steiner Verlag, Dornach [4]1989.

191 Felber, Rosmarie / Reinhold, Susanne: *Musiktherapie und Gesang. Anthroposophische Kunsttherapie Bd. 3.* Verlag Urachhaus, Stuttgart [2]2003.

192 Beilharz, Gerhard (Hg.): *Musik in Pädagogik und Therapie.* Verlag Freies Geistesleben, Stuttgart 2004.

193 Vgl. Brown, L.S. / Jellison, J.A.: Music research with children and youth with disabilities and typically developing peers: a systematic review. Journal of Music Therapy 2012; 49(3):335–364.

194 Vgl. Gold, C. / Mössler, K. / Grocke, D., et al.: Individual music therapy for mental health care clients with low therapy motivation: multicentre randomised con-

trolled trial. Psychotherapy and Psychosomatics 2013; 82(5):319–331.

195 Vgl. Tillmann, B.: Music and language perception: expectations, structural integration, and cognitive sequencing. Topics in Cognitive Science 2012; 4(4):568–584.

196 Werbeck-Svärdström, Valborg: *Die Schule der Stimmenthüllung.* Verlag am Goetheanum, Dornach ^{6}2010.

197 Siehe auch: http://www.schule-der-stimmenthuellung.de/.

198 Siehe auch: Medizinische Sektion am Goetheanum (Hg.): *Meditationen zur Herztätigkeit gegeben von Rudolf Steiner.* Dornach ^{2}2014.

199 Steiner, Rudolf: *Mantrische Sprüche. Seelenübungen II.* GA 268. Rudolf Steiner Verlag, Dornach 1999, S. 181.

200 Ebd., S. 179.

201 Steiner, Rudolf: *Sprachgestaltung und Dramatische Kunst.* GA 282. Rudolf Steiner Verlag, Dornach ^{4}1981.

202 von Bonin, Dietrich: *Materialien zur Therapeutischen Sprachgestaltung.* Verlag am Goetheanum, Dornach 2009.

203 Slezak-Schindler, Christa: *Sprachanbahnung – Sprechfreude.* Marie Steiner Verlag, Unterlengenhardt 2009.

204 Für aktuelle Informationen siehe unter: http://heileurythmie-medsektion.net/de/heileurythmie.

205 Sam, Martina Maria: *Eurythmie: Entstehungsgeschichte und Porträts ihrer Pioniere.* Verlag am Goetheanum, Dornach 2014.

206 Hachtel, Beatrix / Gäch, Angelika: *Bibliographie Heileurythmie.* Veröffentlichungen von 1920–2005. Verlag Natur-Mensch-Medizin , Bad Boll 2007.

207 Weitere Forschungsergebnisse unter: http://heileurythmie-medsektion.net/de/tr/forschung.

208 Steiner, Rudolf: Eurythmie als sichtbare Sprache. GA 279. Vortrag vom 10. Juli 1924. Rudolf Steiner Verlag, Dornach ^{5}1990.

209 Patzlaff, Rainer (Hg.): *Luftlautformen sichtbar gemacht.* Verlag Freies Geistesleben, Stuttgart ^{2}2003.

210 Steiner, Rudolf / Wegman, Ita: *Grundlegendes für eine Erweiterung der Heilkunst*. GA 27. Rudolf Steiner Verlag, Dornach [7]1991, S. 96.
211 Für weitere Informationen siehe unter: http://www.medsektion-goetheanum.org/home/fachbereichekoordinationderarbeitsfelder/pflege/.
212 Heine, Rolf / Bay, Frances: *Anthroposophische Pflegepraxis. Pflege als Gestaltungsaufgabe*. Hippokrates Verlag, Stuttgart [2]2003.
213 Heine, Rolf: *Die pflegerische Geste. Ein Konzept der anthroposophischen Pflege*. In: Dr. Mabuse. Zeitschrift für alle Gesundheitsberufe. Jahrgang 170:30–33, 2007.
214 Fingado, Monika: *Therapeutische Wickel und Kompressen: Handbuch aus der Ita Wegman Klinik*. Verlag am Goetheanum, Dornach [5]2012.
215 Layer, Monika: *Praxishandbuch Rhythmische Einreibungen nach Wegman/Hauschka*. Verlag Hans Huber, Bern [2]2014.
216 WALA (Hg.): Jungebad. Kostenlose Broschüre zum Download: http://www.walaarzneimittel.de/ratgeber/pdf/Jungebad-Broschuere.pdf.
217 Batschko, Eva Maria / Dengler, Susanne: *Praxisbuch der Rhythmischen Massage nach Ita Wegman*. Info3 Verlag, Frankfurt 2011.
218 Hauschka, Margarethe: *Rhythmische Massage nach Dr. Ita Wegman: Menschenkundliche Grundlagen*. Verein zur Förderung der Künstlerischen Therapie und Massage, Bad Boll 1972.
219 Pressel, Simeon: *Bewegung ist Heilung*. Verlag Freies Geistesleben, Stuttgart 2007.
220 https://www.oelundwasser.de/.
221 von Bothmer, Alheidis: *Die Bothmer-Gymnastik: Pädagogische und therapeutische Anwendungsmöglichkeiten*. Stuttgart: Schattauer Verlag, 2004.
222 McMillan, Jaimen: *Still Moving: Image and Imagination*. Spacial Dynamics Institute, Schylerville, NY 2015.

223 Für weitere Informationen siehe unter: http://www.khs dornach.org/.

224 Selg, Peter: *Der therapeutische Blick: Rudolf Steiner sieht Kinder.* Verlag am Goetheanum, Dornach [3]2011.

225 van Zabern, Bertram: *Kompendium der ärztlichen Behandlung seelenpflegebedürftiger Kinder, Jugendlicher und Erwachsener. Erfahrungen und Hinweise aus der anthroposophischen Therapie.* Verlag am Goetheanum, Dornach 2002.

226 Grimm, Rüdiger: *Bibliographie der anthroposophischen Heilpädagogik und Sozialtherapie.* Verlag am Goetheanum, Dornach 1993.

227 Blomaard, Pim: *Beziehungsgestaltung in der Begleitung von Menschen mit Behinderungen. Aspekte der Berufsethik der Heilpädagogik und Sozialtherapie.* Athena-Verlag, Oberhausen 2012.

228 Frielingsdorf, Volker / Grimm, Rüdiger / Kaldenberg, Brigitte: *Die Geschichte der anthroposophischen Heilpädagogik und Sozialtherapie. Entwicklungslinien und Aufgabenfelder 1920–1980.* Verlag am Goetheanum, Dornach 2013.

229 Selg, Peter (Hg.): *Karl König: Das Seelenpflege-bedürftige Kind. Vom Wesen der Heilpädagogik.* Verlag Freies Geistesleben, Stuttgart 2008.

230 Beauftragter der Bundesregierung für die Belange behinderter Menschen (Hg.): *Die UN-Behindertenrechtskonvention. Übereinkommen über die Rechte von Menschen mit Behinderungen vom 13. Dezember 2006.* Präambel, Absatz m.

231 Barth, Ulrike / Maschke, Thomas: *Inklusion – Vielfalt gestalten: Ein Praxisbuch.* Verlag Freies Geistesleben, Stuttgart 2014.

232 Kiene, Helmut: *Komplementäre Methodenlehre der klinischen Forschung. Cognition based Medicine.* Springer Verlag, Berlin/Heidelberg 2001.

233 Siehe unter http://www.ifaemm.de/.

234 Gunver S. Kienle, Helmut Kiene: *Die Mistel in der On-*

kologie – Fakten und konzeptionelle Grundlagen. Schattauer Verlag, Stuttgart 2003.

235 Tröger, Wilfried / Galun, Danijel / Reif, Marcus / Schumann, Agnes / Stanković, Nikola / Milićević, Miroslav: *Lebensqualität von Patienten mit fortgeschrittenem Pankreaskarzinom unter Misteltherapie.* Deutsches Ärzteblatt 29–30:493–502, 2014.

236 Matthes, Harald: *Beurteilung von Arzneimittelindikationen, -sicherheit, -wirksamkeit und -nutzen in der konventionellen und komplementären Medizin unter spezieller Berücksichtigung der Anthroposophischen Medizin mittels eines elektronischen Ärztenetzwerkes (EvaMed).* Habilitationsschrift. Medizinische Fakultät Charité, Universitätsmedizin, Berlin 2011.

237 Siehe Publikationsliste: www.uni-wh.de/universitaet/personenverzeichnis/details/show/Employee/heusser/.

238 Selg, Peter: *Gerhard Kienle: Leben und Werk.* 2 Bde. Verlag am Goetheanum, Dornach 2003.

239 Kienle, Gerhard: *Arzneimittelsicherheit und Gesellschaft.* Schattauer Verlag, Stuttgart 1974.

240 Siehe unter www.medsektion-goetheanum.org/forschung.

241 Vgl. Girke, Matthias / Matthiessen, Peter (Hg.): *Dialogforum Pluralismus in der Medizin: Medizin und Menschenbild.* Bad Homburg 2015.

242 Die Vortragspräsentationen sind auf der Kongress-Webseite eingestellt: http://www.icihm.org/de/praesentationen.html.

Abbildungsnachweis

S. 11 Ita Wegman Institut, Arlesheim
S. 12 Verlag am Goetheanum
S. 28, 30, 31, 34 Wikimedia Commons
S. 31 (unten) © Fotolia.com
S. 32 Creative Commons GNU-FDL
S. 33 © Fotolia.com
S. 46–47 Aus Glöckler, M., Langhammer, S., Wiechert, C.: Education – Health for Life. Anthroposophic Medicine Foundation and Medical Section of the Goetheanum, Dornach 2006
S. 51, 53, 57, 67, 162 © Medizinische Sektion am Goetheanum, Dornach
S. 69 © Salumed-Verlag
S. 101 A. Maslow, A. Antonovsky: Wikimedia Commons; V. Frankl © Prof. Dr. Franz Vesely; H. Jonas © Isolde Ohlbaum
S. 64, 65, 106, 186 ohne Nachweis

Peter Heusser

Anthroposophie und Wissenschaft

Eine Einführung

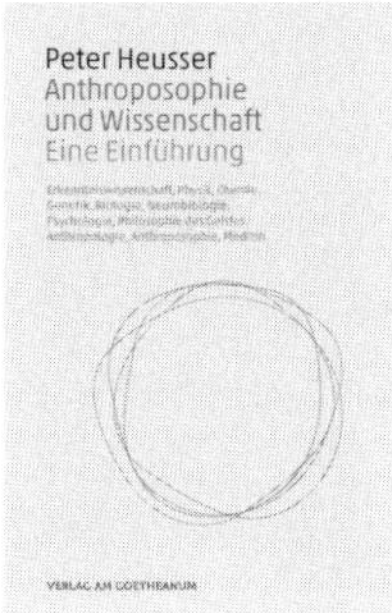

Erkenntniswissenschaft, Physik, Chemie, Genetik, Biologie, Neurobiologie, Psychologie, Philosophie des Geistes, Anthropologie, Anthroposophie, Medizin

Dieses Buch ist die erste gründliche Einführung in die Wissenschaftsgrundlagen der Anthroposophie und der anthroposophischen Medizin im Kontext der akademischen Wissenschaft. Dabei ermöglicht die Erkenntniswissenschaft Rudolf Steiners eine bisher kaum beachtete solide Grundierung der modernen Wissenschaften. Physik, Chemie, Genetik, Morphogenese, Biologie, Neurobiologie, Psychologie, Anthropologie und Philosophie des Geistes werden durch sie ihrer reduktionistischen Form entkleidet und bilden so die empirische Grundlage eines neuen, geistgemäßen wissenschaftlichen Verständnisses von Mensch und Natur. Das wird an aktuellen Grundfragen nach dem Wesen der Substanz, des Lebens, der Wechselwirkung von Leib und Seele und der Freiheit des menschlichen Geistes aufgezeigt. Das Resultat ist eine nicht-reduktionistische Anthropologie, die die emergenten Eigenschaften von Körper, Leben, Seele und Geist als verschiedene, aber gleichermaßen reale Wesensschichten des Menschen anerkennt. Das ist kongruent mit den grundlegenden Konzepten der Anthroposophie und anthroposophischen Medizin, aber auch mit der klassischen Anthropologie des Abendlandes. Es wird gezeigt, wie sich diese Anthropologie historisch und erkenntnismethodisch in die moderne Anthroposophie weiterentwickelt hat, und wie sich deren Erkenntnisresultate zur modernen naturwissenschaftlichen Forschung verhalten, besonders in der Medizin. Das Buch ist auch als Wissenschaftsgrundlage der Pädagogik sowie anderer Fachgebiete geeignet, die es mit dem Menschen als Ganzem zu tun haben.

400 Seiten, gebunden, ISBN 978-3-7235-1568-6

Verlag am Goetheanum

Heinz Zimmermann

Was ist Anthroposophie?

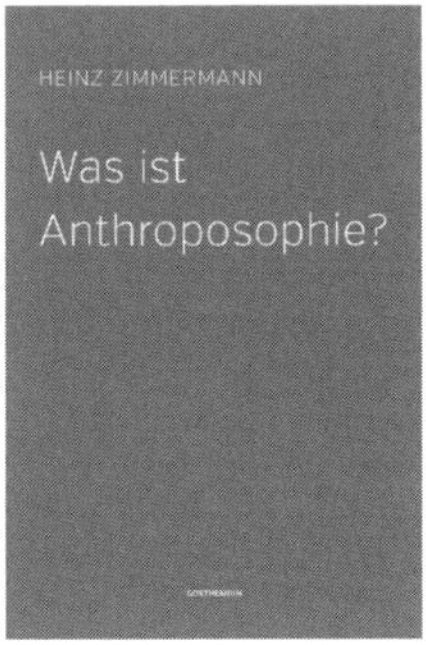

Weleda, biologisch-dynamische Landwirtschaft, Eurythmie, anthroposophische Medizin, Kunst und Architektur oder Waldorfpädagogik können die Frage wecken: Was steht dahinter? Was ist Anthroposophie und wie hängt sie mit Rudolf Steiner zusammen? Was sind ihre Grundlagen und Voraussetzungen? Für solche Fragen kann dieses Buch eine erste Orientierung sein.

80 Seiten, kartoniert, ISBN 978-3-7235-1436-8

Verlag am Goetheanum

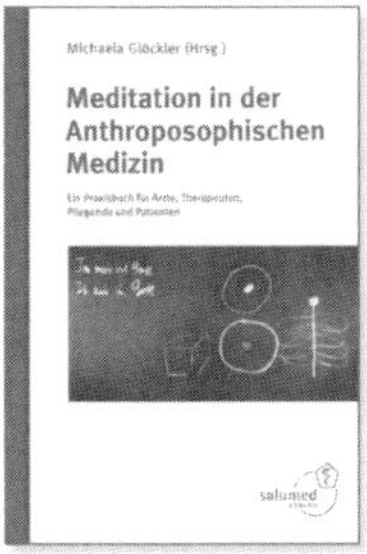
Meditation in der
Anthroposophischen
Medizin
salumed